常见老年综合征 评估与护理

黄丽萍　岑爱丽　主编

广西科学技术出版社

·南宁·

图书在版编目（CIP）数据

常见老年综合征评估与护理 / 黄丽萍，岑爱丽主编
.—南宁：广西科学技术出版社，2023.5
ISBN 978-7-5551-1932-6

Ⅰ.①常… Ⅱ.①黄… ②岑… Ⅲ.①老年病—综合征
—防治②老年病—综合征—护理 Ⅳ.① R592 ② R473.59

中国国家版本馆CIP数据核字（2023）第068200号

常见老年综合征评估与护理

CHANGJIAN LAONIAN ZONGHEZHENG PINGGU YU HULI

黄丽萍　岑爱丽　主编

责任编辑：李　媛　　　　　　　　　　　装帧设计：梁　良
助理编辑：郑松慧　　　　　　　　　　　责任校对：冯　靖
责任印制：韦文印

出 版 人：卢培钊
出版发行：广西科学技术出版社
社　　址：广西南宁市东葛路 66 号　　　　　　邮政编码：530023
网　　址：http：//www.gxkjs.com
经　　销：全国各地新华书店
印　　刷：广西社会福利印刷厂

开　　本：787 mm × 1092 mm　　1/16
字　　数：211 千字　　　　　　　　　　　　　印　　张：12.5
版　　次：2023 年 5 月第 1 版
印　　次：2023 年 5 月第 1 次印刷
书　　号：ISBN 978-7-5551-1932-6
定　　价：58.00 元

编委会

基金项目

本书获"广西医疗卫生适宜技术开发与推广应用项目"基金（编号：S2020043）资助

前　言

　　随着社会的进步与发展，人类的平均寿命逐渐延长，老年人口比例不断上升，老龄化社会与老龄化相关的老年健康问题逐步凸显。关爱老年人的身心健康，满足老年人的健康需求，提高老年人的健康水平和生命质量，成为大众关注的焦点，也是建设"健康中国"至关重要的内容。

　　我国于 1999 年正式步入老龄化社会的行列。第七次全国人口普查数据显示，截至 2020 年，中国老年人口（≥60 岁）占人口总数的 18.7%，其中 65 岁及以上人口比重达到 13.5%，人口老龄化程度进一步加深，社会养老压力不断增加。

　　随着全世界老龄人口数量的不断增加，老年综合征成为老年医学的一个核心问题。老年综合征是指老年患者由多种疾病或多种原因造成的同一种临床表现或问题的症候群。随着年龄的增长，老年人大多不只存在一种老年综合征，其中患 3 种及以上老年综合征者占 66.4%。老年综合征不仅严重影响老年人的身体健康和生活质量，还增加了老年人患病的风险甚至导致残疾、死亡，缩短老年人的健康预期寿命。因此，正确识别、干预老年患者存在的老年综合征，实施系统的老年护理，具有重要意义。

　　为全面推进"健康中国"建设，积极应对日渐严峻的人口老龄化问题，国家卫生健康委员会决定在全国建设老年友善医疗卫生机构，并在《全国护理事业发展规划（2021—2025 年）》中提出，实施老年护理服务发展工程，积极推进老年居家医疗护理服务，增加老年护理服务供给；将老年护理专业护士作为紧缺护理人才加快培养，预计到 2025 年，辖区内相关紧缺护理专业护士（含老年护理）参加培训比例不低于 90%。国家卫生健康委员会同发展改革委、教育部等 8 部门联合印发的《关于建立完善老年健康服务体系的指导意见》（国卫老龄发〔2019〕61 号）明确指出，到 2022 年，二级及以上综合性医院设立老年医学科的比例达到 50%；基层医疗卫生机构护理床位占比达到 30%；80% 以上的综合性医院、康复医院、护理院和基层医疗卫生机构成为老年友善医疗卫生机构。同时，进一步加强老年疾病防治，重视老年人综合评估和老年综合征诊治，构建老年护理服务体系，提升老年护理服务供给能力。

目前，我国医疗机构老年病专业护理人员短缺，且老年专科知识与技能培训不足，大部分临床护理人员未接受过专业、系统的老年护理教育与培训，导致护理人员的老年护理相关知识知晓率低，对老年综合征认知和干预水平不高，这些情况在基层护理人员中尤为明显。为有效指导开展老年护理专业知识和技能培训工作，规范提供老年护理服务，切实提高区域护理人员常见老年综合征护理水平及老年护理服务能力，编委根据国家卫生健康委员会、国家中医药管理局编制的《老年护理实践指南（试行）》要求，结合国家相关文件指南、教科书、文献等，编写了这本《常见老年综合征评估与护理》。

本书由广西区内 25 位护理专业教师合作编写而成。在编写过程中，编写组得到了编委所在单位相关领导和同事们的大力支持，在此致以衷心的感谢！

由于时间仓促，编者能力和水平有限，书中如有错漏和不当之处，恳请护理同仁、读者指正，并提出宝贵意见。

黄丽萍

2023 年 4 月

目　录

第一章　人口老龄化问题

第二章　老年病概述与预防

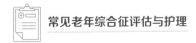
第三章 老年综合征评估

第四章 常见老年综合征护理

附　录

第一章

人口老龄化问题

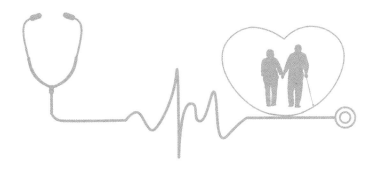

生、老、病、死是多细胞生物普遍存在的自然规律。人体在出生、发育、成熟至死亡的整个生命历程中，会随着年龄的增长发生一系列生理和心理改变。

第一节 老化的定义、分类及特征

一、老化的定义

老化即衰老，是多细胞生物在生命延续过程中的一种生命现象。人体自出生到成熟期后，随着年龄的增长，在形态和功能上发生的进行性、衰退性的变化，称为老化。

二、老化的分类

老化分为生理性老化和病理性老化。生理性老化是符合自然规律的，即机体在生长过程中随着年龄的增长而发生的生理性、退行性的变化，是一种正常的老化现象。病理性老化是在生理性老化的基础上，因某些生物、心理、社会及环境等因素所致的异常老化。两者很难严格区分，往往结合在一起，从而加快了老化的进程。

三、老化的特征

有关学者经总结、归纳，提出了老化的"丘比特"特征，具体体现在以下5个方面。

1. 累积性

老化是在日复一日、年复一年的岁月变迁中，机体结构和功能上的一些微小变化长期积累的结果，这些变化一旦表现出来便不可逆转。

2. 普遍性

老化是多细胞生物普遍存在的自然规律，同种生物的老化进程大致相同。

3. 渐进性

老化是一个循序渐进的演变过程，往往在不知不觉中出现了老化的征象，且同一物种所表现出来的老化征象相同。

4. 内生性

老化源于生物本身固有的特性（如遗传），环境因素可以影响老化的进程，或加速老化，或延缓老化，但不能阻止老化。

5. 危害性

老化过程是机体的结构和功能衰退的过程，导致机体功能下降乃至丧失，使机体越来越容易感染疾病，最终导致死亡。

第二节　人的寿命和老年人的年龄划分标准

一、人的寿命

衡量人的寿命主要有两个指标：一是平均寿命，它代表一个地区或国家人口的平均存活年龄；二是最高寿命，即在没有外因干扰的条件下，从遗传学角度人类可能存活的最大年龄。

（一）人均预期寿命

人均预期寿命，是指从出生起至以死亡为终点的一生中可能存活的岁数，即通过回顾性死因统计和其他统计学方法，计算出某一地区或国家总人口的平均生存年限，是衡量人口老化程度的重要指标。

世界卫生组织公布的《2022 年世界卫生统计》数据显示，2019 年全球人均预期寿命达 73.3 岁，人均预期寿命排在前三位的分别是日本、瑞士和韩国，我国排名从 2011 年的第 83 位上升到第 48 位。2019 年我国人均预期寿命达到了 77.4 岁，高于世界平均水平 4.1 岁，充分体现了我国人民生活水平和生活质量的提高，也反映了我国疾病预防、控制和治疗水平的提高。

（二）最高寿命

现代科学家们用各种方法来推测人的最高寿命，例如按性成熟期、生长期、细胞分裂次数等方法推算，人的最高寿命应该是 110～175 岁。由于受到疾病和生存环境的影响，目前人类平均寿命与最高寿命的差距仍然较大，但随着科学的发展，人类的平均寿命将逐渐接近或达到最高寿命。

（三）健康预期寿命

健康预期寿命，是指去除残疾和残障后所得到的人类生存曲线，即个人在健康状态下的平均生存年限，也就是老年人能够维持良好的日常生活活动功能的年限。

人口预期寿命以人的死亡作为终点来计算，健康预期寿命则是以人的日常生活能力的丧失作为终点来计算。将测定健康预期寿命的方法与日常生活能力评定量表（Activity of Daily Living Scale，ADL Scale）的指标结合起来，可用于计算和评定各年龄组的健康预期寿命。健康预期寿命占人口预期寿命的80%～90%。

二、老年人的年龄划分标准

老化是生命过程中组织器官退化和生理功能衰退的一个渐进的过程。世界卫生组织对老年人年龄的划分有两个标准：在发达国家，将65岁以上的人群称为老年人；在发展中国家，则将60岁以上的人群称为老年人。

世界卫生组织根据现代人生理、心理结构上的变化，将人的年龄界限做了新的划分：44岁以下为青年人，45～59岁为中年人，60～74岁为年轻的老年人，75～89岁为年长的老年人，90岁以上为长寿老年人。

我国关于年龄的划分界线自古以来说法不一。民间多以"三十而立，四十而不惑，五十而知天命，六十花甲，七十古稀，八十为耋，九十为耄"代表不同的年龄时期。1982年4月，中华医学会老年医学学会建议把60岁作为我国划分老年人的标准。现阶段我国老年人的划分标准：45～59岁为老年前期，即中老年人；60～89岁为老年期，即老年人；90～99岁为长寿期，即长寿老人；100岁及以上为寿星。

第三节 人口老龄化

一、人口老龄化的定义

人口老龄化简称"人口老化"，是人口年龄结构的老龄化，指老年人口占总人口的比例不断上升的一种动态过程。出生率和死亡率的下降、人均预期寿命的延长是世界人口老龄化的直接原因。

二、老龄化社会的定义

老年人口系数是指老年人口在某个国家或某个地区的总人口构成中所占的比例，是反映人口老龄化的重要指标。世界卫生组织针对发达国家（或地区）和发展中国家（或地区）的不同人口年龄结构的状况，对老龄化社会的划分有两个标准：一是发达国家（或地区）的标准，即 65 岁以上人口占总人口比例 > 7% 为老龄化社会（国家或地区）；二是发展中国家（或地区）的标准，即 60 岁以上人口占总人口比例 > 10% 为老龄化社会（国家或地区）（见表 1-3-1）。

表 1-3-1 老龄化社会的划分标准

社会分型	发达国家（或地区） 65 岁以上人口	发展中国家（或地区） 60 岁以上人口
青年型社会（老年人口系数）	< 4%	< 8%
成年型社会（老年人口系数）	4% ～ 7%	8% ～ 10%
老年型社会（老年人口系数）	> 7%	> 10%

三、人口老龄化的现状与趋势

人口老龄化是世界人口发展的普遍趋势，标志着人类平均寿命延长，体现了生命科学与社会经济的不断进步和发展。

（一）世界人口老龄化的趋势与特点

1. 人口老龄化的速度加快

1950 年，全世界 60 岁及以上老年人口约有 2 亿，1970 年达到 3 亿；2002 年已达 6.3 亿，占全世界人口总数的 10.0%；2020 年，增至 10.5 亿，老年人口比重上升至 13.5%。据联合国预测，到 2050 年，全世界 60 岁及以上老年人口将达 20.8 亿，老年人口比重达到 21.4%，世界上老年人的数量将在历史上首次超过年轻人的数量。

2. 发达国家走在人口老龄化前列

2000—2020 年，全世界总人口增长 16.5 亿，60 岁及以上老年人口增长 4.4

亿，60 岁及以上老年人口比重从 2000 年 9.9% 上升到 2020 年 13.5%，上升 3.6 个百分点。同期，发达国家 60 岁及以上老年人口比重从 19.5% 增至 25.7%，上升 6.2 个百分点，人口老龄化程度较深且高于世界总体水平。

3. 人口平均预期寿命延长

19 世纪许多国家的人口平均寿命只有 40 岁左右，20 世纪末则达到 60～70 岁。《2022 年世界卫生统计》数据显示，全球人口平均预期寿命从 2000 年的 66.8 岁增加到 2019 年的 73.3 岁，日本 2019 年的人口平均寿命为 84.3 岁，保持着世界第一长寿国的地位。

4. 高龄老年人口快速增长，发达国家人口高龄化趋势明显

高龄老年人是指 80 岁及以上的老年人，是老年人口中增长最快的群体。2000—2020 年，全世界 80 岁及以上老年人口比重从 1.2% 增至 1.9%，上升 0.7 个百分点；发达国家 80 岁及以上老年人口比重从 3.1% 增至 5.3%，上升 2.2 个百分点，显著高于全世界总体水平；日本的高龄化水平最高，到 2020 年，其 80 岁及以上人口比重达到 9.0%。

5. 女性寿命高于男性

一般而言，男性的平均寿命低于女性。《2022 年世界卫生统计》数据显示，2019 年，全球人均预期寿命为 73.3 岁，女性比男性高出 5.1 岁。如日本女性人均预期寿命为 86.9 岁，男性人均预期寿命为 81.5 岁；美国女性人均预期寿命为 80.7 岁，男性人口平均预期寿命为 76.3 岁。男女人均预期寿命的差异导致多数国家老年人口中女性超过了男性。

（二）中国人口老龄化的趋势与特点

我国于 1999 年 10 月宣布，60 岁及以上人口占全国总人口的 10.1%，全国开始进入老龄化社会。2021 年 5 月，国家统计局公布第七次全国人口普查结果，60 岁及以上人口占全国总人口的达 18.7%，说明中国人口老龄化程度进一步加深。我国人口老龄化趋势与特点如下。

1. 老年人口规模大

2020 年第七次全国人口普查结果显示，我国总人口为 141178 万人，60 岁及以上人口为 26402 万人，占 18.70%，比 2010 年上升 5.44 个百分点（其中，

65 岁及以上人口为 19064 万人，占 13.50%），人口老龄化程度进一步加深，预计到 2050 年，这一比例将达 34.6%。

2. 老龄化发展快

2000—2020 年，我国 60 岁及以上老年人口从 1.3 亿人增至 2.6 亿人，增长 1.3 亿人，60 岁及以上老年人口比重从 10.0% 增至 18.7%，上升 8.7 个百分点，上升幅度高出全世界约 5.1 个百分点，也高出发达国家约 2.5 个百分点。可见，我国人口老龄化进程明显快于全世界，也快于发达国家。

3. 高龄老年人口快速增长

2000—2020 年，我国 80 岁及以上老年人口从 1199 万人增至 3580 万人，增长 2.0 倍；80 岁及以上老年人口比重从 1.0% 增至 2.5%，上升 1.5 个百分点，明显高于全世界总体水平。

4. 区域间人口老龄化差异大

我国目前存在区域间发展不均衡的问题。如我国进入人口老龄化社会最早的上海和最迟的西藏，两地进入老龄化的时间间隔了 40 多年，且老龄人口比重也存在很大的差异。至 2020 年，上海 60 岁及以上人口比重为 23.4%，而西藏 60 岁及以上人口比重仅为 8.5%。另外，从总体上看，农村老龄化程度较城镇深，城市人口老龄化水平则呈现明显的"南高北低，东高西低"现象，老龄化水平排名前五的城市是珠海、北京、南京、深圳和上海。

5. 老年抚养负担加重，少子化发展迅速

我国社会抚养压力持续增大，老年抚养负担超过发达国家。根据社会科学文献出版社与西南交通大学共同发布的《中国大中城市健康老龄化指数报告（2019—2020）》，预计到 2053 年，我国 60 岁及以上老年人口达 4.87 亿人，占全国总人口比重为 34.8%，老年人口抚养比（指老年人口数与劳动年龄人口数之比）达到高峰。另外，我国少子化发展迅速，严重程度高于发达国家，远远超过全世界。到 2050 年，全世界 0 ～ 14 岁人口比重为 21.1%，而中国仅为 14.1%，显著低于全世界总体水平，比发达国家低 0.9 个百分点。

第二章

老年病概述与预防

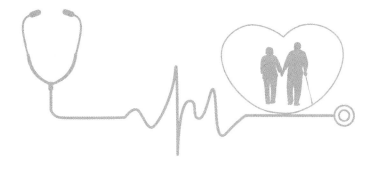

随着我国老龄化进程的加快，老年病的发病率呈逐年上升的趋势，老年病的医疗费用更是直线攀升。因此，如何正确认识和预防老年病显得尤为重要。

第一节 老年病的概念与特点

一、老年病的概念

老年病是指老年期所罹患的疾病或多发的疾病，通常可分为三类。一是中青年可发病而老年人患病率明显增高的慢性疾病，如高血压、高脂血症、动脉硬化、冠心病、糖尿病、脑卒中、慢性阻塞性肺病、肿瘤等。这类疾病是由老年期机体各种组织的老年性变化及其修复能力的减弱，组织、器官等功能减弱所引起的，在老年期多发。二是老年人在器官老化的基础上发生与退行性改变相关的疾病，如老年性心脏瓣膜病、老年期痴呆、骨质疏松及白内障等，为老年人所特有。三是衰老使机体功能减退而引起的急性疾病，如老年人肺炎等感染性疾病。

老年病虽与传统意义上的内科、外科、妇科、感官系统疾病相关联，但又是一种自成体系、具有自身疾病特点的疾病。有专家指出："你不能用中青年的眼光看待小儿，同样的，你也不能用中青年的眼光看待老年人。"这充分强调了老年人的特殊性。目前，我国对老年病的认识和重视仍有不足，如学科设置里没有独立的老年病学科，医学院校里没有独立的老年病学专业，多数医院里没有真正意义上的老年病科，老年人看病仍然是"头痛医头，脚痛医脚"，一个患有数种疾病的老年患者看病要到好几个诊室就诊，老年人看病和中青年看病没有被区别出来。

二、老年病的特点

（一）多数为慢性非传染性疾病

多数老年人患有慢性非传染性疾病（简称"慢性病"）是老年病的流行病学特点。根据老年流行病学调查研究发现，老年人慢性病患病率为76%～89%，明显高于中青年患病率（23.7%）。患慢性病的老人中，46%有运动功能障碍，17% 生活不能自理。流行病学资料表明，我国老年人常见的慢性疾病有高血压、冠心病、脑血管病、恶性肿瘤、糖尿病、慢性阻塞性肺病、白内障和前列腺增生等，不同地区和不同人群每种疾病的患病率和排序都有所不同。

（二）多因素致病

多因素致病是老年病的病因学特点。老年人机体老化、免疫功能下降、器官和组织功能衰退，任何一种因素都可能引起老年人发病，且多数情况下并不能明确病因，有时甚至难以分清是自然衰老还是独立的疾病。中医认为，人有喜、怒、忧、思、悲、恐、惊的情志变化，亦称"七情"。"七情"，人皆有之，属于正常的精神活动，但异常的情志活动可使情绪失控，导致神经系统功能失调，引起人体内阴阳失调，从而出现百病丛生、早衰甚至短寿的后果。换言之，"七情"与内脏关系十分密切。随着脏腑功能减退，老年人的调节适应能力变弱，面对过激的情志变化，会因难以承受而引起疾病。

随着生物医学模式的转变，人们逐渐认识到健康并非仅指躯体健康，而是躯体功能、精神心理、社会行为及环境的和谐共处。因此，除不良的生物医学因素可导致疾病外，不好的精神心理素质、不端的社会行为、不适的社会和自然环境都可能导致疾病。随着老年人自身体质下降、精神心理调节能力降低、社会适应能力减退，不能及时适应较剧烈的环境变化，任何一种不佳的因素都可导致其发生疾病。

（三）多数症状和体征不典型

多数老年人发病的症状和体征不典型，这是老年病临床表现的特点。其原因主要有以下几方面。

1.老年人对疼痛的敏感性和反应性降低

由于老年人机体形态改变和功能衰退，反应性减弱，对于疼痛和疾病的反应会变得不敏感，因此病症容易被忽略。如急性心肌梗死和内脏穿孔的老年患者可能仅有一些不适感。

2.老年人罹患多种疾病

很多老年人同时患有多种疾病，临床表现往往不典型，一种疾病的症状可能被另一种疾病所掩盖。如老年人肺炎常无症状，或仅表现为食欲差、全身乏力、脱水、突然意识障碍等，而无呼吸系统症状和体征。

3. 老年人发病多出现精神神经症状

很多老年人发病时的首发症状是精神神经改变而非相应器官系统的疾病表现。如老年人心脏病发作时首发症状是晕厥和嗜睡。

4. 老年人起病隐匿，发展缓慢

很大一部分老年病为慢性退行性疾病，有时生理变化与病理变化很难区分。这样的疾病一般早期变化缓慢，在很长的一段时间内无明显症状，但疾病发展到一定阶段会导致器官衰竭，一旦发生应激反应，病情可在短时间内迅速恶化。

（四）多病共存

老年人一体多病非常普遍。由于老年人机体功能衰退、脏器功能降低、免疫功能低下、代谢平衡被破坏、认知功能下降和肢体活动障碍等病理生理特点，一体多病十分常见，有的甚至一个脏器就同时存在几种病变。据文献统计，老年人患 3 种及以上疾病者达 66.4%。在近 3 年广西某三甲医院收治的老年痴呆患者中，同时患 2 种疾病者占 100%，同时患 3～4 种疾病者占 90%，同时患 5 种及以上疾病者达 85%。

（五）有多脏器功能衰竭和多系统功能障碍

由于老年人抵抗力低下，极易发生感染或多病共存，因此常常伴有多脏器功能衰竭或多系统功能障碍。老年人多脏器功能衰竭主要有两种情况：一是老年人在机体各器官功能正常或相对正常的情况下，由于严重感染、败血症性休克、创伤、急性药物毒物中毒等致病因素，导致人体 2 处或以上器官功能同时或相继发生衰竭；二是因各种慢性疾患引起各脏器功能不全或衰竭，易引起水电解质紊乱、酸碱平衡失调、意识障碍，易发生后遗症和并发症等。此外，很多老年人罹患多种疾病，即使没有脏器的衰竭也会发生多系统功能障碍。多脏器功能衰竭或多系统功能障碍患者的治疗费用昂贵，治疗效果往往不明显，且病死率较高。老年多脏器功能衰竭和多系统功能障碍已是当前危重病医学中最引人瞩目的研究课题，其中，年龄是极其重要的影响因素，年龄越大，影响越显著。

（六）有多种老年综合征的表现

老年综合征包括跌倒、痴呆、尿失禁、晕厥、谵妄、失眠、疼痛、帕金森病、抑郁症和脆弱综合征等。其中，脆弱综合征表现为机体功能低下、易疲劳、性欲减低、情绪躁动、骨质疏松加剧、肌肉强度下降和疾病高度易感性等。老年病患者的一种疾病可能会有几种老年综合征的表现，而不同的疾病也会有同一种老年综合征的表现，这些都给老年病的诊断带来一定的困难，从而导致治疗难度加大。

（七）出现多种老年问题

老年病常见的问题有压力性损伤、便秘、深静脉血栓、肺栓塞、吸入性肺炎、营养不良、肢体残疾、舒缓治疗与长期照料等。其中，大部分压力性损伤都发生在 70 岁及以上的老年人群中，在私人疗养院，其患病率可高达 20%。在老年人群中，便秘的发病率高达 50% 以上。深静脉血栓和肺栓塞的发病率随着年龄的增长而逐年增加，在人群中每年的发生率是 1‰，而在 85 岁以上老年人群中每年的发生率是 1%。目前，15% 的社区老年人、35% ～ 65% 的老年住院患者及 21% ～ 60% 的居住长期照料的老年人可能存在营养失调或营养不良。吸入性肺炎在老年人中也很常见，不少患者需要进行舒缓治疗和长期照料。老年病患者可能会同时出现好几种老年问题，要想彻底解决好这些问题实属不易。

（八）多重用药和多种药物不良反应

老年病患者通常是多病共存，有时还伴有多脏器功能衰竭或多系统功能障碍，因此多重用药和联合用药是非常普遍的。然而，多重用药和联合用药除本身会使药物的毒副作用和相互作用风险加大外，还会因老年人代谢水平下降，使得出现药物不良反应的概率大大增加，通常是正常成年人的 2 ～ 3 倍，往往会使老年患者不堪重负，反而造成更大的功能损害。由此可见，对于老年人的用药应更加慎重，一般应坚持 5 种药物原则，即用药至多不超过 5 种。但在实际临床工作中很难做到这一点，有时可能会同时用到十几种药物。

（九）多个专业医师参与诊治

由于多数老年患者多病共存，通常具有不典型的症状与体征及多种老年综合征的表现，同时还伴有多种老年问题的出现，这给老年病确切的诊断和治疗带来非常大的难度。目前在老年病医生严重短缺的情况下，往往需要有多个专业的医师来共同参与诊治。如一个患有高血压病、冠心病、糖尿病、脑卒中和吸入性肺炎的老年患者，可能要由心血管内科、内分泌科、神经内科和呼吸内科的专家共同诊治。

（十）多学科团队参与康复与护理

老年病康复与护理的一个核心方法是老年评估。老年评估是一个涉及多个方面和多种学科的诊断过程，以此来确定老年人在临床医学、精神心理、社会行为、生活环境及其功能活动状态等方面存在的问题，其目的是为老年患者制订一个协调的、综合的短期或长期照料计划。老年患者需求的复杂性，要求使用一种整体的评估方法，这种评估通常要有多学科团队的参与。多学科团队具体包括老年病医师或全科医师、老年病护士、老年康复治疗师［包括物理治疗师（PT）、职业治疗师（OT）、语言治疗师（ST）］、社会工作者、足病治疗师、工娱治疗师、营养师、临床药师、心理师和咨询工作者等，通过评估老年人能力（包括日常生活能力、精神状态与社会参与能力、感知觉与沟通能力）和老年疾病罹患情况来了解老年人特别是失能老年人护理服务需求，精准地对接老年人特别是失能老年人护理服务，不断提高老年人群健康水平和生活质量。老年人能力评估规范见附录1。

第二节　老年病的预防

机体的老化过程是一个漫长的演变过程，一个人生长发育成熟之时便是老化开始之时。由此来看，维持老年健康实际上是一项长期的系统工程，只有及早地排除影响健康的危险因素，有效地预防或延迟机体的老化，才能维系老年健康。老年病预防的原则是"老而不病、病而不残和残而不废"。如何进行老年病的预防，我们认为应从以下几方面进行。

一、终身进行自身健康工程建设

影响健康的因素主要包括生物遗传、生活习惯、心理、社会行为、生存环境等方面。在这些因素中，生物遗传因素固然重要，但更重要的是个人的生活习惯、运动锻炼、社会行为和生存环境。要想使自己健康长寿，就要用终身的努力去维系自身的健康，要用健康工程的理念去经营自己的一生。理想的生命过程应包括安全舒适的胎儿期、营养丰富的少儿期、正常过渡的青春期、强健结实的成年期、无病无忧的老年期和鹤发童颜的高寿期等，生命过程的每一期都应通过家人的帮助和自己的努力去实现。

二、适时进行疾病风险预测

随着人们生活条件和医疗水平的提高，很多疾病的风险是可以被预测的。不良的生活习惯（如吸烟、酗酒、高盐高脂饮食及生活不洁等）和生活方式（如工作紧张、过度劳累、不进行体育锻炼等）、不端的社会行为、孤僻狭隘的心理素质、恶劣的生活或工作环境、先天性或获得性的生理缺陷、显性或隐性的遗传倾向等，都可能成为疾病发生的危险因素，如能及早预测并通过有效的措施进行干预，大多数疾病尤其是慢性病是可以预防的。

三、有计划治未病

对于任何疾病，预防疾病的发生是至关重要的，即"医治未病"。党和政府现行战略前移的医改政策就是要把预防保健放在重要的位置上，这是预防老年病发生的最关键的措施。有资料表明，花1元钱的预防保健费用就可节省8.59元的疾病诊治费用和100元的抢救费用，这进一步说明只有加强预防保健，才能减少老年病的发生和降低日益上涨的医疗费用。"老而不病"是最理想的状态，因此老年人应积极应对老龄化，推迟或减缓生理性老化，以求接近或达到最高寿命。

四、有信心治已病

老年人应学会自我防病保健，积极治疗已患疾病。在患病早期，老年患者应主动与医生配合，遵医嘱用药，并积极进行相应的功能训练，避免任何老年综合征或老年问题的出现。即使在疾病晚期，也要对疾病的治疗有信心，乐观的心态、积极的人生观对疾病的治疗有非常大的辅助作用。

五、有恒心求康复

老年康复包括卒中后的神经康复、老年痴呆的认知功能康复、心脏病后心功能康复、慢性呼吸系统疾病后的呼吸康复以及骨关节疾病后的肌肉关节功能康复等。多数老年病为慢性病或退行性疾病，一旦发生即不可治愈或难以治愈。尽管如此，仍应追求老年患者最大的功能康复，维持不治之症患者和残障患者最大的自主独立性，使其能够回归到社会与家庭当中。

第三章

老年综合征评估

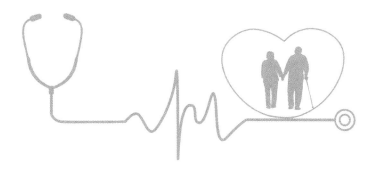

第一节 老年综合征的概述

一、老年综合征的概念

老年综合征（geriatric syndrome，GS）是指老年患者由多种疾病或多种原因造成的同一种临床表现或问题的症候群，影响老年患者的发病率和死亡率，是目前医疗护理服务中面临的重要问题，也是多学科协作的重大课题。随着全世界老龄人口数量不断上升，老年综合征成为老年医学的一个核心问题。积极推进老年医疗护理服务、有效增加老年护理服务供给成为全国护理"十四五"规划亟须解决的重要问题。

二、常见的老年综合征

常见的老年综合征有衰弱、认知障碍、睡眠障碍、视听障碍、头晕与晕厥、谵妄、慢性疼痛、营养不良、尿失禁、便秘、跌倒、压力性损伤等，主要表现可概括为"4I"：不稳定性（instability）、不动性（immobility）、智力损害（itellectual impairment）和失禁（incontinence）。老年综合征严重影响老年人的身心健康，损害老年人的生活能力，明显降低老年人的生活质量，缩短老年人的预期寿命，导致医疗费用增加，给社会和家庭造成了巨大的经济负担。

老年综合征（如尿失禁、慢性疼痛等）常被专科医生、患者及家属误认为是"衰老的自然现象"，而未予以诊断和治疗。但各种老年综合征之间可相互影响，形成恶性循环，引起患者身体功能和生活质量的进行性下降，甚至致残或致死。例如，营养不良、肌少症、尿失禁都与跌倒有关，跌倒后发生骨折，继而卧床，出现压力性损伤、感染、抑郁等并发症，严重影响老年患者康复。

常见的老年综合征与传统临床医学中提到的综合征有着本质的区别。老年综合征强调的是多种病因导致一种临床表现，如衰弱、肌少症、营养不良、晕厥、药物、环境因素等均可导致跌倒；而临床医学中的综合征则是指一种病因导致多种临床表现，如皮质醇增多症这一个病因可以导致向心性肥胖、满月脸、水牛背等多种临床表现。

三、老年综合征的流行病学情况

目前，国内外均未有针对老年综合征的发病情况开展大规模的流行病学调查，现有调查多为小样本和小范围调查，调查地点局限于医院、养老机构及社区，但结果均提示老年综合征发生率较高，发病情况不容乐观。

学者对澳大利亚某医院血管外科110例65岁及以上住院患者的调查发现，老年综合征发生率为36.0%，其中衰弱发生率为39.0%，身体功能下降发生率为25.0%，谵妄发生率为20.0%，压力性损伤发生率为12.0%，跌倒发生率为4.0%。学者对西班牙743名65岁以上的社区老年人的调查发现，衰弱的发生率为75.6%。国内学者杨雪等人对中西部地区的7个城市（成都、昆明、雅安、泸州、绵阳、遂宁、赣州）的16个社区1076名老年人的调查显示，老年综合征发生率为66.5%。

老年人大多不只存在一种老年综合征，患3种及以上老年综合征者占66.4%，65岁及以上的老年人中存在老年综合征高发生率的现象，按发生率依次排列，居前六位的为日常生活能力缺陷（79.2%）、跌倒（65.8%）、尿失禁（48.8%）、睡眠障碍（36.8%）、认知功能障碍（32.7%）和视力损伤（32.3%）。南京市城乡接合部老年人6种常见老年综合征现状调查结果显示，疼痛（84.0%）、睡眠障碍（50.6%）、慢性便秘（36.1%）排在前3位，而在老年住院患者中，衰弱、多重用药、营养不良等发生率较高。随着年龄增长，老年人日常生活能力缺陷、跌倒、尿失禁、睡眠障碍和认知功能障碍的发生率均呈逐渐升高的趋势。

第二节　老年综合评估

老年综合评估通常需要由包括医生、护士、康复治疗师、社会工作者、营养师、临床药师和心理治疗师等成员组成的多学科团队来完成。由多个学科共同进行诊断和治疗，通过明确老年人的疾病、心理功能受限程度，制订针对性强的多学科协作治疗方案，促进并维系衰老进程中老年人的健康。

一、老年综合评估的概念

老年综合评估（comprehensive geriatric assessment，CGA）是指采用多学科方法来评估老年人的躯体健康、功能状态、心理健康和社会环境状况，并制订和启动以保护老年人健康和功能状态为目的的治疗计划，最大程度地提高老年人的功能水平和生活质量。CGA 不单纯是评估，也包括评估后的处理，实际上是多学科小组的诊断和处理的整合过程。老年综合评估不仅是现代老年医学的核心技术之一，也是筛查老年综合征的有效手段，在西方国家已得到了广泛应用。老年综合评估主要的评估方法及判定标准见附录 2。

二、 老年综合评估的对象

（一）老年综合评估的目标人群

一般认为具备以下任意情形者均需进行老年综合评估。

（1）65 岁以上，具有多种慢病（共病）和多重用药者或合并有精神行为异常者。

（2）已出现生活或活动功能不全（尤其是最近恶化）者。

（3）经过急性期医院住院治疗，有一定身体程度功能下降者，或经常住院者。

（4）经过运动、神经、呼吸、心脏或智能康复者。

（5）具有跌倒、痴呆、尿失禁、晕厥、谵妄、抑郁症、慢性疼痛、睡眠障碍和帕金森综合征等常见老年综合征者。

（6）存在压力性损伤、便秘、营养不良、运动功能障碍或肢体残疾等常见老年照护问题者。

（7）在社会支持、居住环境、社会环境和文化环境等方面存在问题者。

（二）老年综合评估的非目标人群

（1）基本健康或经治疗已完全康复的比较年轻的老年人。

（2）处于急危重症中的老年人。

（3）严重痴呆或功能完全丧失的老年人。

（4）处于疾病终末期或完全卧床的老年人。

三、老年综合评估的内容

老年综合评估的内容比较广泛，主要包括一般医学评估、躯体功能评估、精神心理评估、社会评估、环境评估、生活质量评估和常见老年综合征或老年问题的评估等。

（1）一般医学评估：通过病史采集、查体、医学影像学检查、电生理学检查、化验检查和其他特殊检查等进行评估。

（2）躯体功能评估：包括日常生活活动能力、平衡与步态、关节活动度、营养状况、视力和听力、吞咽功能和失能等的评估。

（3）精神心理评估：主要包括认知功能障碍、谵妄、情绪和情感等的评估。

（4）社会评估：主要是对老年人社会适应能力、社会关系网或社会支持、社会服务的利用、经济状况、特殊需要、角色和文化背景等方面的评估。

（5）环境评估：主要是对老年人生存的物理环境、社会环境、精神环境和文化环境等方面的评估。

（6）生活质量评估：是对老年人生活质量的综合评估。

（7）常见老年综合征或老年问题的评估：常见的老年综合征有跌倒、痴呆、尿失禁、晕厥、谵妄、帕金森综合征、失眠、抑郁、慢性疼痛和多重用药等；常见的老年问题有压力性损伤、便秘、肺栓塞、吸入性肺炎、深静脉血栓、肢体残疾和临终关怀等。

第三节　老年综合征评估

老年综合征评估是以"人"为中心的一种诊疗模式，目的在于全面评价老年人的身心功能状况和社会环境影响因素，以便有针对性地制订全面的预防、保健、治疗、康复和护理计划，更多关注的是老人的全面功能状况和生命质量。

一、老年综合征评估的意义

老年综合征若能及早筛查、及早干预，可以改善其结局。将老年综合征作为老年护理领域的关注重点，有助于重新思考在老年护理实践中希望达到的目标，从而促使老年人达到最理想的功能状态，提高老年人的生活质量。

二、老年综合征的评估工具

目前，临床上已有多种用于识别和评估老年综合征的工具与方法。国外制定的多维功能评估问卷（OARS）、综合评估量表（the Comprehensive Assessment and Referral Evaluation，CARE）、LEIPAD 量表（Leiden-padua Questionnaire，LEIPAD）、生活质量量表（老年版）、SPICES 量表等工具在老年综合评估中应用，其信效度均已得到广泛验证。在临床实际应用中，综合评估工具可单独用于调查和评估，也可结合单一评估工具如 Barthel 指数、Berg 平衡量表（Berg Balance Scale，BBS）、Tinetti 平衡与步态评估量表等共同评估老年综合征。

（一）整体评估量表

目前，针对单个老年综合征的评估量表较多，但系统、全面地评估多种老年综合征的量表较少。国际上使用较多的整体评估量表为 SPICES 量表，该量表是由美国哈特福德老年护理研究所、纽约大学护理系 Terry Fulmer 博士设计的需要护理干预的老年综合征评估量表，其中，S 代表睡眠障碍（sleep disorders），P 代表进食问题（problems with eating or feeding），I 代表失禁（incontinence），C 代表意识模糊（confusion），E 代表跌倒问题（evidence of falls），S 代表皮肤破损（skin breakdown）。将这些内容制成表格，印在卡片上，用于健康及虚弱老年人的初步评估，简单易行。但该量表仅提供了一个评估框架，没有给出具体的评价指标。

在国内，北京协和医院、四川大学华西医院、中南大学湘雅二医院等医疗机构分别构建了各自成套的老年综合征评价量表，涉及的老年综合征类别包括跌倒、衰弱、肌少症、吞咽障碍、睡眠障碍、尿失禁、便秘、营养不良、疼痛、压力性损伤等，但基本都是国内外单个评估量表的组合。

（二）单个评估量表

相对于整体评估量表，目前使用较为广泛的是单个老年综合征评估量表，但这些量表主要为国外量表，缺乏国内自主构建的适宜我国人群使用的评估量表。每个老年综合征几乎都有多个国外量表可供选择，比如跌倒评估就有跌倒风险评估模型、Berg 平衡量表、功能前伸测试（the Functional Reach Test，FRT）、单腿站立测试（the One – Leg Stance test，OLST）、计时起立 – 行走测试（Timed up and Go test，TUG）等几十个量表或试验。

如何选择并设计适合我国老年人，且信效度好、方便、简单、实用的评估量表，是老年医学工作者的一门重要课题。我们应根据老年患者的具体情况，有选择性地进行常见老年综合征或老年问题的评估。常见老年综合征和老年问题的评估见附录3。

三、老年综合征的评估流程

（一）选择评估对象

选择病情复杂、有多个慢性病，并可能有多个老年综合征且有康复潜力的虚弱老年人作为评估对象，这是评估成功与否的重要环节。

（二）收集资料

多学科团队共同制定切实可行的调查问卷，由专业人员进行调查，并对收集的大量资料进行整理归纳，列出问题表，此表可依病情和诊断的变化而随时修改。问题表不同于传统疾病的诊断格式，其包括以下内容。

（1）短期或长期医疗诊断及问题，如危及生命的急性疾病，慢性疾病的急性发作、亚急性和慢性疾病以及老年综合征等。

（2）所有影响日常生活功能的症状及危险因子，即使该因子不是疾病诊断。

（3）任何社会状况及过去史。

（4）可能需要积极干预或对将来处理有影响的因素，如独居等。

（三）多学科团队讨论

组织多学科团队的相关人员会诊，对评估结果进行多学科综合分析。会诊的重点对象是具有复杂问题或可能有日常活动能力减退的高危老年人。会诊的目的包括以下几方面。

1. 明确目前存在的主要健康问题

重点是针对影响预后的主要问题，如可治性的医疗问题及功能状态，寻找可矫正的问题并加以治疗。

2. 讨论和拟定干预措施

分析哪些干预措施有助于维持老年人的功能水平和独立生活能力，拟定一个合理、可行、综合的防治计划，包括药物、饮食、运动、康复、心理、环境及社会等内容，同时要避免不同专业的治疗重复和冲突。

3. 明确治疗目标

明确近期目标和远期目标。干预措施必须围绕近期目标和远期目标来计划和实施，并在实施之后予以评价。

4. 判断预后

多学科团队应该在全面评估患者各项指标的基础上，判断患者大概的预后情况，并告知患者和（或）家属，让他们心中有数，并积极配合。

（四）防治计划的实施

以老年病科医生和责任护士为主，相关专业人员参与，即医务人员耐心指导，患者积极参与，家属支持与监督，才能取得满意的疗效。

（五）追踪随访

根据老年人问题的复杂程度、治疗方式和预期恢复情况，决定随访时间和细节。患者无法达到预期的治疗目标时，应分析其可能原因，并做出适当的修正或调整治疗目标。

四、老年综合征的管理

（一）多学科团队管理

老年综合征管理的多学科团队成员由老年病医生、全科医生、康复师、护士、心理师、营养师、临床药师、社会工作者、护工、宗教工作者、患者本人及其家属等组成。服务模式：以人为本、以患者为中心，为老年患者提供综合性的医疗、康复和护理服务。

（二）多学科团队管理方法

对老年综合征进行多学科团队管理，团队各成员既有明确的职责分工，又须以老年患者为中心相互配合、密切协作，共同为患者提供全面的诊疗、康复和照护服务。

（三）护士在多学科团队管理中的作用

护士作为多学科团队中的重要成员，主要负责对老年患者进行护理评估，发现现存或潜在的护理问题。同时，护士应参加多学科团队的会议，汇报所掌握的资料，整合来自医疗、康复、营养等多学科成员的意见，针对护理问题设计和制订护理方案，落实护理措施，使患者得到连续的、全方位的、高质量的医疗护理。

（四）老年综合征管理模式

针对所有符合综合评估实施条件的老年人，建议常规开展信息化且便于随访的老年综合评估工作。根据所在环境、评估人员资质、评估目的、评估时间等因素的不同，选用对应的评估工具，再根据老年综合评估结果，采用相应的老年综合征多学科团队管理策略（见图3-3-1）。

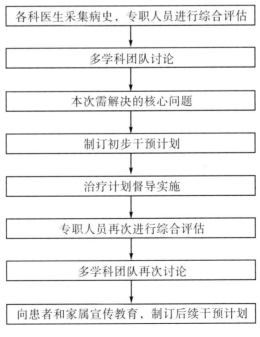

图 3-3-1 老年综合征多学科团队管理策略

第四章

常见老年综合征护理

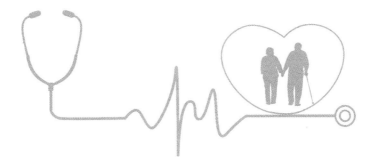

第一节　衰弱

一、概述

（一）衰弱的定义

衰弱是指一组由机体退行性改变和（或）多种慢性疾病引起的机体易损性增加的老年综合征，其核心是老年人生理储备下降或多系统异常，外界较小刺激即可引起负性临床事件的发生。衰弱是介于健康和疾病的中间状态，能够客观地反映老年人慢性健康状况，与老年人的跌倒、失能、痴呆、肌少症、多重用药、活动功能下降、睡眠障碍、谵妄甚至死亡等关系密切。部分老年人虽无特异性疾病，但出现疲劳、无力和消瘦，也属于衰弱综合征范畴。根据 Fried 衰弱表型评估方法，可将老年人的状态区分为健康、衰弱前期、衰弱。

研究显示，衰弱发生率随年龄增长而提升，且女性高于男性。其中，65 ～ 80 岁老年人衰弱发生率达 7%，80 ～ 90 岁老年人高达 20% ～ 40%，90 岁及以上老年人高于 40%。

（二）衰弱的危险因素

衰弱是一种复杂的多因素综合征，包括遗传、增龄、性别、疾病、药物、营养不良等。衰弱常见的危险因素包括不可控的危险因素和可控的危险因素。

1. 不可控的危险因素

（1）增龄：年龄被认为是衰弱的独立危险因素之一，随着年龄的增长，衰弱的发生率成倍上升，这与增龄相关的器官退行性变和储备能力下降相关。

（2）遗传：衰弱与细胞衰老、DNA 修复功能障碍、氧化应激水平等有关。基因多态性可能影响衰弱的临床表型。

（3）性别：女性是衰弱的易感人群，主要原因可能是绝经后女性雌激素迅速丢失，对肌肉力量、神经肌肉功能和姿势稳定性产生了负面影响，导致老年女性衰弱的发生率升高。

2. 可控的危险因素

（1）社会经济状况：社会经济状态、社会地位、婚姻状况等均可影响衰弱的发生。未婚、独居、社会孤立和经济状况差的人群中，衰弱发生率较高。

（2）不良生活方式：吸烟、酗酒、缺乏运动、个人卫生情况差等不良生活方式会增加衰弱的发生风险。

（3）疾病及老年综合征：疾病与衰弱有密切关系。高血压病、冠心病、脑卒中、糖尿病、慢性肾病、慢性疼痛、关节退行性病变、骨质疏松、急性感染、手术、痴呆、住院和医源性问题等均可促进衰弱的发生。

（4）营养不良：机体的营养状况与衰弱密切相关，营养不良易促进衰弱的发生和发展。衰弱老年人出现食欲下降、进食和吞咽问题的可能性更大。衰弱与营养不良相互影响、相互促进，形成恶性循环。

（5）其他：不合理的多重用药、焦虑、抑郁、睡眠障碍等，严重影响老年人的生活质量，在一定程度上可增加衰弱的发生率。

二、临床表现

1. 跌倒

平衡功能及步态受损，既是跌倒的重要危险因素，也是衰弱的主要特征。反复自发跌倒和惧怕跌倒与机体活动能力受损有关。

2. 谵妄

多伴有脑功能下降，应激时可导致脑功能障碍加剧而出现谵妄。

3. 波动性失能

患者可出现功能状态的急剧变化，常表现为功能独立和需要照护交替出现。

三、评估与观察要点

（1）了解患者病情、用药史及跌倒史。

（2）评估患者意识状态、疲乏、肌力、活动能力、饮食状况及跌倒风险。

（3）评估患者居住环境及生活方式。

（4）评估患者心理、社会支持情况及照护者的能力与需求。

四、评估方法

（一）评估对象

《老年患者衰弱评估与干预中国专家共识（2017）》推荐对所有 70 岁及以上人群或非刻意节食情况下出现体重下降（＞5%）的人群进行衰弱的筛查和评估。高龄、女性、慢性病、心力衰竭、抑郁、服用处方药 8 种以上、独居、低收入、低教育等都是衰弱的易患人群。

（二）评估工具

目前已经存在并广泛使用的衰弱评估工具有 Fried 衰弱评估法、衰弱筛查量表（FRAIL 量表）、衰弱指数、加拿大健康和衰弱评估量表等。尚无专门针对中国老年人衰弱的评估和筛查方法。

1.Fried 衰弱评估法

Fried 衰弱评估法由 Fried 于 2001 年提出，由基于衰弱症状的 5 条标准组成：不明原因的体重下降、疲劳感、无力、行走速度下降、躯体活动降低（见表 4-1-1）。如果满足以上 5 条中的 3 条或以上，即可诊断为衰弱；满足其中的 1 条或 2 条，即可定义为衰弱前期。但是，该评估方法并不是诊断衰弱的"金标准"。

表 4-1-1　Fried 衰弱评估法

检测项目	判定标准
体重下降	过去 1 年体重下降超过 4.5kg
疲劳感	握力低于平均水平 20% 以上
无力	抑郁症流行病学研究中心自我报告的乏力
行走速度下降	行走 4～6 米的时间低于平均水平 20% 以上
躯体活动降低	每周的体力活动消耗低于平均水平 20% 以上

2. 衰弱筛查量表（FRAIL 量表）

2012 年，国际营养与衰老学会提出衰弱的 5 条标准，即衰弱筛查量表（FRAIL 量表），包括：疲劳；耐力减退，如上一层楼即感到有困难；自由活动下降，如不能行走一个街区的距离（即 500 米）；多病共存，即患疾病数

5 种及以上；体重下降，即 1 年内体重下降超过 5%（见表 4-1-2）。满足以上
5 条标准中的 3 条或以上即为衰弱。这种评估方法较为简单，更适合进行快速
临床评估。

表 4-1-2　FRAIL 量表

项目	问题	是	否
疲劳（Fatigue）	上周多数时间您感到做每件事都很费力吗	1 分□	0 分□
阻力（Resistance）	您能上一层楼梯吗	0 分□	1 分□
步行（Ambulation）	您能行走一个街区的距离（500 米）吗	0 分□	1 分□
疾病（Illness）	您患有 5 种及以上的疾病吗	1 分□	0 分□
体重下降（Loss）	您在最近 1 年内体重下降超过 5% 了吗	1 分□	0 分□

3. 衰弱指数

衰弱指数（frailty index，FI）的评估是基于健康缺陷理论发展而来的，也
称缺陷累积评估方法。FI 指个体在某一个时点潜在的不健康测量指标占所有测
量指标的比例。其选取的变量包括躯体、功能、心理及社会等多维健康变量。
选取变量时需遵守一定的原则，即后天获得、与年龄相关、具有生物学合理性、
给健康带来不良后果、不会过早饱和。通常认为：FI ≥ 0.25，提示该老年人衰
弱；FI < 0.12，为无衰弱老人；FI 在 0.12 ～ 0.24 之间，为衰弱前期。

4. 加拿大健康和衰弱评估量表

加拿大健康和衰弱评估量表把老年人按照功能状况分为 9 级，可以评估重
度功能受损患者，更易于临床应用（见表 4-1-3）。

表 4-1-3　加拿大健康和衰弱评估量表

衰弱等级	具体测量
1 级：非常健康	身体强壮、积极活跃、精力充沛、充满活力，定期进行体育锻炼，处于所在年龄段最健康的状态
2 级：健康	无明显的疾病症状，但不如等级 1 健康，经常进行体育锻炼，偶尔非常活跃，如季节性锻炼
3 级：维持健康	存在可控制的健康缺陷，除常规行走外，无定期的体育锻炼

续表

衰弱等级	具体测量
4级：脆弱易损伤	日常生活不需他人帮助，但身体的某些症状会限制日常活动。常见的主诉为白天行动缓慢和感觉疲乏
5级：轻度衰弱	明显的动作缓慢，日常生活活动需要帮助（如去银行、乘公交车、干重的家务活、用药等）
6级：中度衰弱	所有的室外活动均需要帮助，上下楼梯、洗澡需要帮助，可能穿衣服也会需要（一定限度的）辅助
7级：严重衰弱	生活完全不能自理，但身体状态较稳定，一段时间内（＜6个月）不会有死亡的危险
8级：非常严重的衰弱	生活完全不能自理，接近生命终点，已不能从任何疾病中恢复
9级：终末期	接近生命终点，生存期＜6个月

五、预防和治疗

（一）开展系统的健康教育

积极开展老年人健康知识教育，包括膳食营养、戒烟限酒教育、体育锻炼、心理健康、合理用药和定期体检等，建立健康档案，加强对老年人群的健康支持和保障。

（二）提高社会支持水平

良好社会支持是预防老年人衰弱发生和发展的重要措施。社会支持包括物质经济的直接援助，稳定的婚姻，子女的关心，受尊重、被理解和支持等。

（三）定期进行老年综合评估

针对存在衰弱相关危险因素的老年人，可定期开展老年综合评估，通过老年综合评估早期发现老年人机体可能存在的问题，给予早期干预，促进老年人健康。

（四）健康的生活方式

对不良生活方式的干预是预防衰弱的基本措施。老年人应保持规律的生活起居、合理的饮食、适当的户外运动和锻炼，养成良好的卫生习惯，保持口腔健康，戒烟限酒，保持心理健康和充足的睡眠，保持排泄通畅，定期预防接种等，维护和提高老年人的身心健康水平。

（五）个性化的营养干预

营养干预是预防老年人衰弱的重要手段之一。建议老年人在饮食上保证充足的能量供给，补充足够的蛋白质，必要时可联合补充营养制剂，保持正常的体重指数；还可补充足够的维生素 D，以改善下肢力量和功能。患有慢性疾病的老年人，应针对不同疾病选择个性化的营养干预方案。

（六）运动锻炼

运动锻炼被认为是目前预防和治疗衰弱的首选方案，其可以改善躯体功能，提高生活自理能力、生活质量、心理健康以及对受伤和跌倒等事件的抵抗力，可以有效预防衰弱。应根据患者的个人兴趣、训练条件和目的，选择合适的运动强度、频率、方式和运动时间。重度衰弱患者可选用被动运动的方式进行康复。

（七）跌倒干预、心理健康及认知训练等

对老年人开展有效的跌倒干预，关注老年人心理健康及鼓励老年人进行认知训练等，对衰弱的预防具有重要意义。

（八）多病共存和多重用药管理

老年人常存在的多病共存是衰弱的潜在因素，如抑郁、心力衰竭、肾衰竭、认知功能受损、糖尿病、视力及听力问题等，均可促进衰弱的发生与发展。教育老年人及家属避免随意自我治疗，评估衰弱老年人用药合理性并及时纠正不恰当用药，减少不合理用药，对改善衰弱具有良好的效果。

（九）多学科团队合作的医疗护理模式

衰弱护理应以患者为中心，强调多学科团队合作，同时医疗护理模式必须个体化，强调尊重老年人意愿、保持老年人自己的价值观。

（十）减少医疗伤害

针对衰弱老年人的有创检查和治疗常导致并发症，有时会增加患者负担并损害其生活质量。因此，对中、重度衰弱老年人应仔细评估患者情况，避免过度医疗造成伤害。

（十一）药物治疗

使用抗炎药物、激素类药物、性激素受体调节剂、血管紧张素转化酶抑制剂等，需根据患者的具体情况权衡利弊。遵循多重用药原则，联合用药应少而精，减少非处方药物的使用，注意剂量个体化，使用一药多用的药物，提高药物依从性。

六、护理诊断

（1）活动无耐力：与衰弱导致的疲劳感有关。

（2）自理缺陷：与增龄、多种疾病共存等有关。

（3）营养失调：低于机体需要量与日常营养摄入不足有关。

（4）有跌倒的危险：与平衡功能和步态受损有关。

（5）有焦虑的风险：与生活质量和健康水平受影响有关。

七、护理要点

（1）根据衰弱状况给予相应生活照护。可参照评估量表判定衰弱程度（见表 4-1-1 Fried 衰弱评估法）。

（2）嘱患者戒烟限酒，补充热量 30 kcal/（kg·d）、蛋白质 1.0～1.2 g/（kg·d）、维生素及适量膳食纤维，并适当食用蔬菜水果。

（3）运动可以预防和改善衰弱。应教会老年人正确使用拐杖、助行器等助行工具，并根据耐受情况，协助其增加行走速度，进行站立—行走、慢跑及太极拳等运动。

（4）增强老年人跌倒防范意识，加强家属及照护者防跌倒的宣教。提供安全环境，放置防跌倒警示标识，采取措施预防跌倒（详见第四章第十一节"跌倒"）。

（5）营造适宜老年人居住的住院环境。床与床之间应有隔帘遮挡，保护老年患者的隐私；保证病室内光线充足，病区卫生间、走廊设置扶手。

（6）与医疗团队及照护者共同制订医护照料计划，并协助执行。

（7）家属和照护者增加陪伴时间，鼓励老年人坚持锻炼，积极参与社会活动，增强学习兴趣。

八、指导要点

（1）告知老年人补充足够的热量、蛋白质、维生素、膳食纤维及合理运动的重要性。

（2）告知老年人预防跌倒的重要性及措施。

（3）指导居家老年患者纠正吸烟、饮酒及久坐等不良生活方式。

（4）指导老年人每年进行健康体检。

九、注意事项

（1）根据老年人耐受程度，安排运动量和运动形式，运动中做好安全防护。

（2）老年肥胖者体重下降速度不宜过快。

（3）对长期卧床者应采取措施预防压力性损伤（详见第四章第十二节"压力性损伤"）。

第二节　认知障碍

一、概述

（一）认知障碍的定义

认知障碍（cognitive impairment，CI）是指认知功能受到不同程度损害的状态，又称认知功能衰退、认知功能缺损，根据损害程度，可分为轻度认知障碍和痴呆（含阿尔茨海默病、血管性痴呆等）。

轻度认知障碍（mild cognitive impairment，MCI）是介于正常老化过程与痴呆之间的一种过渡阶段，被认为是痴呆前期状态，表现为轻度的记忆力、语言功能、注意力、执行功能等认知功能的减退。其日常生活能力并未受到明显影响，尚未达到痴呆的标准。

痴呆是一种以获得性认知功能缺损为核心，导致患者日常生活、社会交往和工作能力明显减退的综合征。患者的认知功能损害涉及记忆、学习、定向、理解、判断、计算、语言、视空间功能、分析及解决问题等，在病程某一阶段常伴有精神、行为和人格异常。

（二）认知障碍的分类

根据发病原因不同，老年认知障碍可分为以下几类。

1. 阿尔茨海默病

阿尔茨海默病（AD）是最常见的认知障碍类型，约占全部认知障碍的60%。它是一种进行性脑部神经的退行性疾病，破坏老年人记忆力及重要的认知功能，最终导致老年人发生持续性的智能衰退和行为能力障碍，严重影响老年人的生活质量和社会功能。早期表现为短期记忆力下降，即健忘。随着病情的发展，出现判断力受损、思维逻辑受损、定向力障碍、行为问题、语言障碍等。

2. 血管性认知障碍

血管性认知障碍（VD）是由脑血管病变引起，如脑梗死、脑卒中，这些疾病发生后，损伤的神经元会遭到破坏死亡，而死亡的神经元不能再生。

3. 混合性认知障碍

阿尔茨海默病合并脑血管疾病，称为"混合性认知障碍"。这两种病理改变既可单独导致认知障碍的发生，也可以相互作用，影响认知障碍的进程。

4. 其他类型认知障碍

由中枢神经感染、脑肿瘤、药物中毒、脑积水、酒精成瘾等造成的认知功能减退或障碍。某些原因造成的认知障碍，通过较好的治疗和干预后，大脑的某些区域功能可以得到改善，通常称之为可逆性认知障碍。如酒精中毒引起的认知损害，通过改变生活习惯及正确的药物治疗，可以得到改善。

二、临床表现

根据病情严重程度，认知障碍的临床表现可分为 3 期。

（一）第 1 期：轻度，遗忘期，早期（发病后 2～4 年）

（1）首发症状为近期记忆减退。

（2）语言能力下降，找不出合适的词汇表达思维内容，甚至出现孤立性失语。

（3）空间定向不良，易迷路。

（4）日常生活中的高级活动如做家务、管理财产等出现困难。

（5）抽象思维和恰当判断能力受损。

（6）情绪不稳。情感较幼稚或呈童样欣快；情绪易激惹，出现抑郁、偏执、急躁、缺乏耐心、易怒等。

（7）人格改变。如主动性减少、活动减少，孤僻、自私，对周围环境兴趣减少，对人缺乏热情，敏感多疑。病程可持续 1～3 年。

（二）第2期：中度，糊涂期，中期（发病后2～10年）

（1）完全不能学习和回忆新信息，远事记忆力受损但未完全丧失。

（2）注意力不集中。

（3）定向力进一步丧失。常去向不明或迷路，并出现失语、失用、失认、失写、失计算等。

（4）日常生活能力下降。出现日常生活中的基本活动困难，如洗漱、梳头、进食、穿衣及大小便等需要别人协助。

（5）人格进一步改变。如兴趣更加狭窄，对人冷漠，甚至对亲人漠不关心，言语粗俗，无故打骂家人；缺乏羞耻感和伦理感，行为不顾社会规范，不修边幅，不知整洁，将他人之物据为己有，争吃抢喝类似孩童，随地大小便，甚至出现本能活动亢进，当众裸体，发生违法行为。

（6）行为紊乱。如精神恍惚、无目的性翻箱倒柜、爱藏废物并视作珍宝、怕被盗窃、无目的徘徊、出现攻击行为等，也有动作渐少、端坐一隅、呆若木鸡者。本期是本病护理照管中最困难的时期，该期多在发病后的 2～10 年。

（三）第3期：重度，晚期（发病后8～12年）

（1）日常生活完全依赖看护，大小便失禁。

（2）智能趋于丧失。

（3）无自主运动，缄默不语，成为植物人状态。常因吸入性肺炎、压力性损伤、泌尿系感染等并发症而死亡。该期多在发病后的 8～12 年。

三、评估与观察要点

（1）了解认知障碍的程度、患病类型、用药史及家族史。

（2）评估老年人意识状态、活动能力、吞咽能力、排泄及睡眠状况。

（3）评估居家护理环境。

（4）评估社会支持情况及照护者的能力与需求。

四、评估方法

痴呆是常见的老年综合征之一，其临床表现包括不同程度的记忆、语言、视空间功能、人格异常及认知（概括、计算、判断、综合和解决问题）能力降低，患者常常伴有行为和情感的异常，这些功能障碍达到影响职业、社会功能或日常生活能力的程度。痴呆综合征的评估主要包括以下四个方面：认知功能的评估、日常生活能力的评估、精神行为症状的评估和痴呆总体严重程度的评估。常用的老年认知评估工具有简易精神状态检查量表（MMSE）、简易认知评估工具（Mini-Cog）、常识－记忆力－注意力测验（IMCT）、临床痴呆评定量表（CDR）、Barthel 指数（BI，生活自理能力评估量表）等。

（一）简易精神状态检查量表（MMSE）

MMSE 是目前全球使用最广泛的简明认知功能量表，用于对认知领域涵盖的定向、记忆、语言、计算、视空间、执行功能进行检查，总分 30 分，操作简单，通常在 10 分钟内就可以完成。其敏感性为 80%～90%，特异性为 70%～80%。但结果受测试者文化程度影响，且对轻度认知功能障碍者敏感度不高，难以鉴别轻度认知功能障碍者与正常老年人（见表 4-2-1）。

表 4-2-1　简易精神状态检查量表（MMSE）

检查项目	序号	评估项目	评估方法	得分
时间定向力（5分）	1	今年是哪一年	答对得 1 分，答错或拒答得 0 分（回答属相年也给分）	
	2	现在是什么季节	答对得 1 分，答错或拒答得 0 分（季节交替时回答一个就可给分）	
	3	现在是几月份	答对得 1 分，答错或拒答得 0 分（回答对"阴历"或"阳历"均得分）	
	4	今天是几号	答对得 1 分，答错或拒答得 0 分（回答对"阴历"或"阳历"均得分）	
	5	今天是星期几	答对得 1 分，答错或拒答得 0 分	

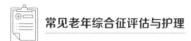

续表

检查项目	序号	评估项目	评估方法	得分
地点定向力 （5分）	6	这是什么城市（城市名）	答对得1分，答错或拒答得0分 （提问时，问题应具体明确）	
	7	这是什么区（城区名）	答对得1分，答错或拒答得0分	
	8	这是什么医院（医院名或胡同名）	答对得1分，答错或拒答得0分	
	9	这是第几层楼	答对得1分，答错或拒答得0分	
	10	这是什么地方（地址、门牌号）	答对得1分，答错或拒答得0分	
记忆力 （3分）	11	复述：皮球	答对得1分，答错或拒答得0分	
	12	复述：国旗	答对得1分，答错或拒答得0分	
	13	复述：树木	答对得1分，答错或拒答得0分	
注意力和 计算力 （5分）	14	计算100-7＝？	答对得1分，答错或拒答得0分	
	15	再 -7 ＝？	答对得1分，答错或拒答得0分	
	16	再 -7 ＝？	答对得1分，答错或拒答得0分	
	17	再 -7 ＝？	答对得1分，答错或拒答得0分	
	18	再 -7 ＝？	答对得1分，答错或拒答得0分	
回忆力 （3分）	19	回忆：皮球	答对得1分，答错或拒答为0分	
	20	回忆：国旗	答对得1分，答错或拒答得0分	
	21	回忆：树木	答对得1分，答错或拒答得0分	
语言能力 （9分）	22	出示手表，问这是什么	答对得1分，答错或拒答得0分	
	23	出示铅笔，问这是什么	答对得1分，答错或拒答得0分	
	24	请您跟我说"四十四只狮子"	能正确说出得1分，不能正确说出或拒答得0分	
	25	（给受试者一张卡片，上面写着"请闭上您的眼睛"）请您念一念这句话，并按上面的内容去做	能正确说出并做到得1分，不能正确说出和（或）不能做到0分	
	26	用右手拿着这张纸	能正确做到得1分，错误得0分	

续表

检查项目	序号	评估项目	评估方法	得分
语言能力（9分）	27	用两只手将纸对折	能正确做到得1分，错误得0分	
	28	将纸放在左腿上	能正确做到得1分，错误得0分	
	29	请您写一个完整的句子（句子起码要有主语和谓语）	能正确写出并表达一定意思的句子得1分，错误得0分。如患者为文盲，该项评分为0分	
	30	请您照着下图把它画下来	能正确做到得1分，错误得0分	

注：总分范围为0～30分，正常与不正常的分界与受试者受教育程度有关：文盲17分；小学（受教育年限≤6年）20分；中学或以上（受教育年限＞6年）24分。分界值以下为有认知功能缺陷，以上为正常。

（二）简易认知评估工具（Mini-Cog）

Mini-Cog由画钟实验（CDT）和3个回忆条目组合而成，用于弥补CDT在筛查认知障碍时敏感性和预测稳定性的不足，用于区分痴呆和非痴呆人群（见表4-2-2）。

表4-2-2　简易认知评估工具（Mini-Cog）

序号	测试内容与结果	评分	得分
引导语	A.我说三样东西：苹果、手表、国旗，请重复一遍并记住，一会儿问您 B.画钟测验：请在这里画一个圆形时钟，在时钟上标出11点10分 C.回忆词语：现在请您告诉我，刚才我要您记住的三样东西是什么（不必按顺序）	—	—

续表

序号	测试内容与结果	评分	得分
评估建议	能记住 3 个词：非痴呆	3 分	
	能记住 3 个词中的 1～2 个，CDT 正确：认知功能正常	2 分	
	能记住 3 个词中的 1～2 个，CDT 不正确：认知功能缺损，需做进一步检查	1 分	
	3 个词一个也记不住：可能痴呆，提示做进一步检查	0 分	

（三）常识 – 记忆力 – 注意力测验（IMCT）

IMCT 又称"Blessed 痴呆量表"，是一种常用的认知功能障碍筛查工具。主要检查近期记忆力、远期记忆力和注意力，这些能力在痴呆早期即受累，测验敏感度较好（见表 4-2-3）。

表 4-2-3　常识 – 记忆力 – 注意力测验（IMCT）

项目	评估内容		评分	得分
常识	时间定向	1. 您的姓名是什么	1	
		2. 现在是几点	1	
		3. 现在是上午还是下午	1	
		4. 今天是星期几	1	
		5. 今天是几号	1	
		6. 现在是几月份	1	
		7. 今年的年份	1	
	地点定向	8 你的住处门牌号	1	
		9. 您的住处街道名	1	
		10. 您的住处城市名	1	
		11. 您现在什么地方（家、医院等）	1	
	识别人物	12. 识别人物（医生、护士、招待员、患者、家属等任意 2 个）	1 个 1 分，共 2 分	

续表

项目		评估内容	评分	得分
记忆力	个人经历	13. 您的出生日	1	
		14. 您的出生地点	1	
		15. 您上学的学校	1	
		16. 您的职业	1	
		17. 您的兄弟姐妹或妻子（丈夫）的名字	1	
		18. 您曾经工作（或生活）过的任一城市名称	1	
		19. 您上司（或同事）的名字	1	
	其他	20. 抗日战争胜利的时间（或其他）	1	
		21. 新中国成立的时间（或其他）	1	
		22. 现任国家主席的名字	1	
		23. 现任国务院总理的名字	1	
		24. 名字与地址（5分钟后回忆）李克明 广州市人民路 42 号	1	
注意	注意力	25. 将"红黄蓝白黑"五种颜色倒过来讲一遍（或倒数 12 个月份）	2	
		26. 从 1 数到 20	2	
		27. 从 20 数到 1	2	
		28. 回忆刚才的人名和地址	5	

注：总分 36 分，痴呆的分界值为文盲 ≤ 19 分，小学 ≤ 23 分，中学 ≤ 26 分。

（四）临床痴呆评定量表（CDR）

CDR 由华盛顿大学心理系的 Morris 编制，用标准化和可信的方式，对痴呆患者认知功能损害的严重程度进行临床分级。适用于阿尔茨海默病或其他痴呆，采用临床半定式访谈患者和知情者来获得信息，评估受试者 6 个认知领域的表现，即记忆力，定向力，判断力和解决问题的能力，社会事务，家庭生活和业余爱好、兴趣，生活自理。评定结果分为认知正常、可疑痴呆、轻度痴呆、中度痴呆和重度痴呆 5 级（见表 4-2-4）。

表 4-2-4　临床痴呆评定量表（CDR）

内容	认知正常 CDR=0	可疑痴呆 CDR=0.5	轻度痴呆 CDR=1	中度痴呆 CDR=2	重度痴呆 CDR=3
记忆力	无记忆力缺损或只有轻度、不恒定的健忘	轻度、持续的健忘，对事情能部分回忆，属"良性"健忘	中度记忆缺损，对近事遗忘突出，有碍日常活动的记忆缺损	严重记忆缺损，能记住过去非常熟悉的事情，新发生的事情则很快遗忘	严重记忆丧失，保持片段的记忆
定向力	能完全正确定向	除时间定向有轻微困难外，能完全正确定向	时间定向有中度困难，检查时对地点仍有定向力，但在某些场合可能有定向能力障碍	时间定向有严重困难，通常对时间不能定向，常有对地点失定向	仅对自身有定向力
判断力和解决问题的能力	能很好地解决日常问题，处理事务和财务，判断力良好	在解决问题、辨别事物间的异同点方面有轻微损害	在解决问题、辨别事物间的异同点方面有中度困难，通常还能维持社交事务判断力	在解决问题、辨别事物间的异同点方面有严重损害，社会判断力通常受损	不能做判断或不能解决问题
社会事务	和往常一样，能独立处理工作、购物、义务劳动及社会群体活动	在这些活动方面仅有轻微的损害	已经不能独立进行这些活动，可以从事其中部分活动，不经意地观察似乎正常	没有外出独立活动的愿望，被带到家庭以外的场所仍能参加活动	病重得不能被带到家庭以外的场所参加活动
家庭生活和业余爱好、兴趣	家庭生活、业余爱好和需要用脑的兴趣均很好保持	家庭生活、业余爱好和需要用脑的兴趣轻微受损	家庭活动有肯定的轻度障碍，放弃难度大的家务，放弃复杂的爱好和兴趣，需要旁人的督促或提醒	仅能做简单家务，兴趣明显受限，而且维持得差	丧失有意义的家庭活动
生活自理	完全自理	完全自理	需要旁人的督促或提醒	穿衣、个人卫生及个人事务常需要帮助	个人自理方面需要很大的帮助，经常大小便失禁

（五）Barthel 指数（BI，生活自理能力评估量表）

Barthel 指 数（BI）是 由 美 国 人 Dorother Barthel 及 Floorence Mahney 于 1965 年设计并制定的，评定方法简单，信效度高，是应用较广、研究最多的一种 ADL 评定方法（见表 4-2-5）。评分标准：总分 100 分为自理能力好；75 ～ 95 分为轻度功能障碍；50 ～ 70 分为中度功能障碍；25 ～ 45 分为严重功能障碍；0 ～ 20 分为极严重功能障碍。

表 4-2-5　Barthel 指数

1. 进食	10分：全面自理 5分：需要部分帮助（如夹菜、盛饭等） 0分：依赖他人，或有留置营养管
2. 洗澡	5分：准备好洗澡水后，可独立完成洗澡过程 0分：在洗澡过程中需要他人帮助
3. 修饰	5分：可自己独立完成 0分：需要他人帮助
4. 穿脱衣服	10分：全面自理（也包括系扣鞋带、拉拉链等） 5分：需要部分帮助 0分：依赖他人
5. 大便控制	10分：可控制大便 5分：偶尔失控（每周＜1次），或需要他人提示 0分：完全失控
6. 小便控制	10分：可控制小便 5分：偶尔失控（每天＜1次，但每周＞1次），或需要他人提示 0分：完全失控，或留置导尿管
7. 如厕	10分：自理，能自己到厕所及离开 5分：需要部分帮助（需他人搀扶去厕后，需他人帮忙冲水或整理衣裤等） 0分：依赖他人
8. 床椅移动	15分：自理（从床到椅子，然后回来） 10分：需少量帮助（1人）或指导 5分：需大量帮助，需2人或1个熟练/强壮的人帮助 0分：完全依赖他人
9. 平地行走 （45分钟）	15分：可独立在平地上行走45分钟（可用辅助工具，如拐杖等） 10分：需1人帮助步行 5分：在轮椅上独立活动 0分：完全不能完成

续表

10.上下楼梯	10分：可独立上下楼梯（可用辅助工具）
	5分：需要他人部分帮助
	0分：不能完成

注：请根据具体的评估选项，与被评估者或照护者进行沟通，了解评估者的真实情况，给出相应的评分，然后根据相应的评分划分等级，得出评价结论。

五、治疗

认知障碍的治疗分为药物治疗和非药物治疗。

（一）药物治疗

1. 乙酰胆碱酯酶抑制剂

该药通过减少突触间隙处胆碱酯酶对突触前神经元释放的乙酰胆碱的水解，增加了此处乙酰胆碱的含量，因此对该症有一定的疗效。

2.NMDA 受体拮抗剂

通过拮抗 NMDA 受体而阻断过多谷氨酸盐的释放，从而改善患者的认知、行为、日常活动和临床症状。

3.针对认知症患者精神行为症状的药物

临床中 90% 的认知障碍患者都会出现精神行为症状，除非有必要使用药物控制患者的症状，通常不做常规用药。临床中多选用维思通非典型抗精神病药，严格遵照医嘱使用。另外，还可尝试中药辅助治疗。

（二）非药物治疗

1.回忆疗法

让患者回忆自己的人生经历，重新对自身进行评价并树立自信心与自尊心。

2.音乐疗法

让患者演唱歌曲或演奏乐器。即便是没有音乐基础的患者，也可以给患者使用一些简单的乐器，通过声音、旋律、节拍的良性刺激，使患者感到身心愉悦。

3.现实定向疗法

通过生活中的物品进行训练。如使用家中的挂钟、手表来训练患者对时间的定向力；通过日历、挂历等认识年、月、日；通过对不同房门外悬挂不同图画，训练患者的空间定向力，帮助患者找到卧室、厕所、厨房等；利用电子产品，对患者进行现实定向疗法的训练。

4.动物疗法

通过接触和照顾宠物，使患者得到自我满足与自信。

5.化妆疗法

根据认知障碍患者的喜好，帮助她们打扮，如修眉、涂唇膏、美甲等，使认知障碍患者得到身心愉悦的体验。

6.运动疗法

运动疗法可用于痴呆患者的各个阶段，以维持和改善运动功能。对于轻中度痴呆患者，可通过练习太极拳来提高其认知功能，特别是提高注意力、记忆力、执行力、反应能力，以改善其生活质量、抑郁症状和情绪状态。严重阶段的行为攻击也可通过规律的行走而降低。

7.园艺疗法

园艺工作者在户外呼吸新鲜空气，可以接受阳光照射而产生维生素D，并通过体力活动促进身心健康。同时，园艺能够使心理受益，在大自然中从事一项带有目标的活动能令人心生平静。另外，园艺活动还能促进内啡肽的分泌，让人产生欢快感。每天从事园艺活动能减少患心脏病、脑卒中和认知障碍的概率，增加骨密度，比有氧运动或游泳效果更佳。

六、护理诊断

（1）记忆功能障碍：与记忆进行性减退有关。

（2）自理缺陷：与认知行为障碍有关。

（3）睡眠型态紊乱：与白天活动减少有关。

（4）语言沟通障碍：与思维障碍有关。

（5）照护者角色紧张：与患者病情严重和病程不可预测情况，及照护者照料知识欠缺、身心疲惫有关。

七、护理要点

（一）日常生活照护

（1）可参照评估量表判定患者的自理程度（详见表4-2-5，Barthel指数）。

（2）提供日常生活能力训练，安排做力所能及的事情。早期进行用脑强化训练，最大限度地保持和恢复日常生活活动能力。

（3）注意饮食护理。为患者提供清淡且富含维生素、纤维素的食物，预防便秘；控制每次进食量，对吞咽障碍者做好相应护理（详见附录4"进食训练"）；进餐中观察患者食欲、食量、咀嚼、呛咳及噎食的表现，噎食发生时应及时处理（详见附录5"膈下腹部冲击法"）。

（4）协助大小便失禁者定时如厕，做好会阴及肛周皮肤卫生。

（5）协助老年痴呆患者安排合理而有规律的日常生活，按时起床、睡觉与进餐；协助睡眠障碍者白天适当活动。

（二）精神行为问题管理

（1）观察患者精神行为问题的表现、持续时间、频次及潜在的隐患。

（2）寻找可能的原因或诱发因素，制定相应的预防及应对策略。

（3）患者发生精神行为问题时，以理解和接受的心态去应对和疏导，避免强行纠正及制止。

（4）首选非药物管理措施，无效时与医生沟通，考虑药物干预。

（三）安全防护

（1）放置防跌倒警示标识，采取措施预防跌倒（详见第四章第十一节"跌倒"）。

（2）放置防走失警示标识，随身携带有患者姓名、家庭住址、亲属联系电话、既往疾病的卡片，外出要有人陪同；加强巡视，将紧急联系人电话放于老年患者不易丢失处；如发现走失，要在第一时间报警，并详细描述走失的过程，以便准确判断及时寻找。

（3）照护好认知障碍患者，预防如跌倒、坠床、烫伤等意外事件的发生。家中无人时不宜让老年痴呆患者使用水、电、气和单独承担家务，应妥善保管好电源、热源、易碎物品、锐利物品及药品等危险物品，防止自伤或自杀事件发生。

（4）患者发生噎食时，采取膈下腹部冲击法（详见附录5）。

（四）遵医嘱给药

居家宜分格摆药或用不同颜色的标签对药品进行区分，防止漏服、错服；同时，要观察用药后的疗效及不良反应。

（五）掌握老年痴呆患者的沟通技巧

谈话时目光要注视老年痴呆患者，要耐心倾听，语言简单；与其交流时注意放慢语速、语调平和，用简单易理解的词语，给予其充足的反应时间；借助肢体语言或工具，如用手势、点头、卡片或写字板等进行交流。

（六）共同制订计划

与医疗团队及照护者共同制订认知训练计划，并协助执行。

（七）基础护理与并发症预防措施

对于卧床者给予基础护理，并采取措施预防压力性损伤等并发症（详见第四章第十二节"压力性损伤"）。

（八）宣传教育

定期在社区开展认知障碍健康教育，提高公众对相关知识的知晓率。

八、指导要点

（1）告知照护者认知障碍各阶段可能出现的问题及解决方法。

（2）指导照护者设计适合认知障碍者的居家环境。

（3）指导照护者做好防跌倒、防走失、防压力性损伤、防冲动及防自杀等安全防护措施。

（4）指导照护者进行居家认知训练及日常生活能力训练的方法。

（5）指导照护者舒缓自身压力的技巧，提供相关的支持服务信息。

（6）指导照护者做好风险防控，管理好风险物品，做好患者进食问题评估与处理。进食中应观察患者的表情和面色，及时识别噎食，做好应急处理准备（详见附录6"噎食的识别及应急处理"）。

（7）加强老年痴呆预防的健康教育，提高主动预防痴呆的能力。

九、注意事项

（1）遵循个体化原则，动态调整照护方案。

（2）进行认知训练及日常生活能力训练时，应从简单到复杂，循序渐进。

第三节　睡眠障碍

一、概述

（一）睡眠障碍的定义

睡眠障碍是指入睡、睡眠保持及睡眠时限出现障碍或出现异常的睡眠行为。长期反复睡眠障碍会影响老年人原发病的治疗和康复，加重或诱发某些疾病，是威胁老年人身心健康的重要因素。

（二）老年人睡眠的特点

老年人睡眠时间减少，睡眠模式由单向睡眠模式回归到婴幼儿时期的多向睡眠模式。由于24小时的睡眠节律改变，使老年人花更多的时间躺在床上，而实际睡眠时间却减少。尽管老年人夜间睡眠在减少，但白天却出现睡眠过多的现象。老年患者常诉夜间觉醒次数增多，醒后难以再次入睡或出现早醒（见表4-3-1）。

表4-3-1　老年人的睡眠特点

特点	描述
睡眠间断	＞50岁的老年人随着年龄增加，夜间睡眠间断更易出现，大约50%的老年人会出现＞30分钟的睡眠间断
床上时间延长	＞65岁的老年人床上时间逐渐延长
总睡眠时间变化	随年龄增加总睡眠时间减少，80岁之后逐渐轻微增加
睡眠质量	夜间睡眠肢体活动频率增加，大多睡眠处于非快速眼动睡眠的1阶段，4阶段睡眠减少，更容易被叫醒

二、临床表现及分类

（一）临床表现

（1）夜间睡眠时间缩短：每晚的睡眠时间常少于 5 小时。美国国家睡眠基金会推荐老年人睡眠时间应为 7 ～ 8 小时。

（2）白天嗜睡：这是老年人的另一个特点，老年人只要坐的时间长些，或无人说话、独自闭目时，很快就会打盹，产生微睡。

（3）入睡困难：老年人睡眠潜伏期延长，约 40 分钟才能入睡。

（4）睡眠变浅，容易觉醒：因睡眠表浅，深睡减少，睡眠时间觉醒次数增加，醒后很难再次入睡。一夜可醒来 5 ～ 6 次，每次醒后须 10 分钟以上才能再次入睡。

（5）早睡早醒：所谓早醒，就是夜间醒来后不能再次入睡，这可能与老年人睡眠节律变化和提前等因素有关。

（二）分类

睡眠障碍分为失眠症、嗜睡症、不宁腿综合征、睡眠呼吸暂停综合征。

1. 失眠症

失眠症通常指尽管有充分的睡眠条件和环境，却对睡眠时间和睡眠质量感到不满足，并影响到白天社会功能的主观体验。主要表现为入睡困难、睡眠中间易醒及早醒、睡眠质量低下、睡眠时间明显减少，严重者可彻夜不眠等。长期失眠易引起心烦意乱、疲乏无力，甚至头痛、多梦、多汗、记忆力减退，还可引起一系列临床症状，导致白天身体功能下降，常表现为醒后疲乏、日间警觉性降低、精力减退、认知功能以及行为、情绪等方面的功能障碍，从而降低了生活质量。根据失眠持续时间的长短，可分为 3 种类型，即短暂性失眠（少于 1 周）、短期性失眠（1 周至 1 个月）、慢性失眠（大于 1 个月）。

失眠症可由外界环境因素（如室内光线过强、周围过多噪声、值夜班、坐车船、刚到陌生的地方等）、躯体因素（如疼痛、瘙痒、剧烈咳嗽、睡前饮浓茶或咖啡、夜尿频繁或腹泻等）或心理因素（如焦虑、恐惧、过度思念或兴奋等）引起。一些疾病也常伴有失眠，如老年神经变性疾病、焦虑抑郁症等。

2. 嗜睡症

嗜睡症是指白昼睡眠过度（并非由于睡眠量的不适）或醒来时达到完全觉醒状态的过渡时间延长的一种状况。主要表现为过度的白天或夜间的睡眠、经常出现短时间（一般不到 15 分钟）不可抗拒性的睡眠发作，往往伴有摔倒、睡眠瘫痪和入睡前幻觉等症状。常见有各种脑病引起内分泌功能障碍或代谢异常引起的嗜睡状态或昏睡，以及因脑部病变所引起的发作性睡病等。

3. 不宁腿综合征

不宁腿综合征是指患者在夜间睡眠中出现不愉快的躯体感觉，表现为双侧下肢难以描述的虫蠕动感、刺痛感、麻木感、肿胀感或局部发痒，并引起全身不适的感觉，致使患者需要通过不停地移动肢体来缓解不适。不宁腿综合征通常是两侧性的，也可以是一侧较重。极少数患者的不愉快感觉位于上臂躯干或泛化到整个身体。不愉快的躯体感觉易导致患者不能启动和保持睡眠，从而引起夜间失眠和白天嗜睡。同时，患者睡眠时还可出现重复的、阵发性的运动，有时这种运动非常强烈，可使睡伴醒来。不宁腿综合征常见病因包括尿毒症、缺铁性贫血、叶酸缺乏、风湿性关节炎、帕金森病、多灶神经病、代谢性疾病和药物影响等。

4. 睡眠呼吸暂停综合征

睡眠呼吸暂停综合征是指在每夜 7 小时睡眠中呼吸暂停反复发作 30 次以上，每次超过 10 秒，或全夜睡眠期平均每小时呼吸暂停和低通气次数＞5 次。睡眠呼吸暂停综合征通常可分为中枢性、阻塞性和混合性 3 种类型，老年人以阻塞性睡眠呼吸暂停综合征尤为多见。睡眠呼吸暂停综合征在临床上主要表现为日间嗜睡、打鼾、睡眠时观察到的呼吸暂停等。打鼾是患者最有特征性的症状之一，大约 75% 的睡眠呼吸暂停综合征患者的呼吸暂停症状是由配偶或睡伴发现患者高声打鼾后继之呼吸暂停。此外，还有夜尿增多、口干，男性可有射精问题和性欲减退，在早晨或夜间头痛以及精力不充沛，反应迟钝，认知功能减退等症状。常见病因包括鼻中隔偏曲、鼻息肉、鼻甲肥大、鼻腔肿瘤，其他如舌体肥大、颌骨畸形、会厌后肿瘤、喉部或颈椎畸形等，均可引起睡眠时呼吸暂停的症状。另外，肥胖致颈咽喉组织拥挤以及甲状腺功能减退也可导致阻塞性睡眠呼吸暂停综合征发生。

三、评估与观察要点

（1）了解患者患病情况、临床表现、睡眠习惯及睡眠环境。

（2）询问患者服用镇静催眠类药物的种类、剂量及不良反应。

（3）评估意识状态、跌倒风险、对睡眠障碍的态度及对社会功能的影响。

（4）评估心理、社会支持情况及照护者的能力与需求。

四、评估方法

了解患者是否存在睡眠障碍史及特殊形式的睡眠障碍，如睡眠呼吸暂停低通气综合征、不宁腿综合征等；是否存在躯体疾患，如慢性疼痛、胃食管反流、慢性肺部疾病、夜间心绞痛、充血性心力衰竭、肾病、癌症、艾滋病、围绝经期综合征、痴呆、脑卒中等；用药情况及有无药物依赖。对于有睡眠障碍史者更应重视主诉，包括睡眠时间和睡眠质量，应了解患者入睡时间（分钟）、睡眠时间（分钟）、入睡后醒了多长时间（分钟）、入睡后醒了多少次等。

（一）多导睡眠监测（Polysomnography，PSG）

目前国内常用的多导睡眠监测仪器一般都能做到同时记录并分析病人整夜睡眠中的脑电图、肌电图、心电图、口鼻气流、胸腹呼吸、血氧饱和度等信息。PSG监测的参数多，能比较客观地反映患者睡眠的情况，是目前检测睡眠公认的"金标准"。

在初始睡眠评估和常规体格检查后发现有下列情况者，可考虑进行PSG检查。

（1）主要标准：习惯性打鼾或干扰性打鼾，睡眠期呼吸停止或有窒息感，原因不明的白天嗜睡或缺乏熟睡感，原因不明的睡眠期心律失常，原因不明的睡眠期血氧饱和度降低。

（2）次要标准：肥胖，40岁以上男性，闭经后女性，甲状腺功能减退，脑血管疾病，神经肌肉疾病，鼻咽喉结构异常表现（如鼻塞、扁桃体肥大、巨舌、软腭过长、咽部气道狭窄等）。

（二）睡眠评估量表

1. 快速风险筛查

用睡眠障碍高危因素筛查表进行筛查。风险因素评估中答"是"的项超过3项，则存在睡眠障碍的风险；超过5项则睡眠障碍的风险高（见表4-3-2）。

表4-3-2　睡眠障碍高危因素筛查表

危险因素	项目解释	评估	
1. 年龄	随着年龄的增加，影响睡眠质量的功能性储备(包括活动量少、光照不足、唤醒阈降低、交感神经活动能力改变、昼夜节律改变、躯体疾病负荷增加、生理储备降低等）减少，直接导致老年人睡眠障碍	□是	□否
2. 躯体疾病	各种躯体疾病引起的疼痛不适、咳嗽气喘、皮肤瘙痒、尿急尿频、强迫体位、因病重或瘫痪而长期卧床等均可导致睡眠障碍	□是	□否
3. 生活环境	退休后对工作和生活改变的不适应，离异或丧偶等因素均会导致睡眠障碍	□是	□否
4. 睡眠习惯	睡眠时间无规律，白天午睡或躺在床上的时间过长，白天打瞌睡，睡前吸烟、饮酒等都是可能导致睡眠障碍的不良习惯	□是	□否
5. 睡眠环境	卧室周围嘈杂、病房呼叫器和电话铃声、监护器的报警声、睡伴或病友的鼾声等环境噪声可影响老年人的睡眠	□是	□否
6. 药物因素	拟交感神经药、类固醇、甲状腺素、精神安定剂、某些抗抑郁药物、β受体阻滞剂和甲基多巴。催眠药产生日间遗留效应，导致日间睡眠增加，并进一步破坏正常的睡眠，突然停药又可产生，撤药后的症状加重	□是	□否
7. 精神障碍	焦虑、抑郁症状是与老龄化睡眠障碍相关最大的一个因素。其他影响患者情绪的精神疾病，如精神分裂症、脑器质性精神障碍及精神活性物质导致的精神障碍等均可能导致睡眠障碍	□是	□否
8. 认知损害	痴呆者常有显著的睡眠中觉醒周期紊乱，紊乱的程度与痴呆症的严重程度相当。睡眠类型的改变可能不会给患者本身带来麻烦，不过，对于照护者和其他居住者来说则成为一个问题	□是	□否

2. 社会评估

睡眠障碍的患者生活和工作质量下降，如司机白天经常嗜睡容易引发交通事故；精密仪器的操作者，可引起操作失误。睡眠障碍不仅对身心健康造成一定的影响，还会对社会造成负面影响。常用的睡眠障碍评估量表是"阿森斯失眠量表（AIS）"（表4-3-3），用于记录遇到过的睡眠障碍的自我评估。对于表中列出的问题，如果在近1个月内每周至少发生3次，就在相应的自我评估结果选项上面打勾。

表4-3-3　阿森斯失眠量表（AIS）

序号	项目	自我评估结果选项	评分	得分
1	入睡时间（关灯后到睡着的时间）	a. 没问题 b. 轻微延迟 c. 显著延迟 d. 延迟严重或没有睡觉	0 1 2 3	
2	夜间苏醒	a. 没问题 b. 轻微影响 c. 显著影响 d. 严重影响或没有睡觉	0 1 2 3	
3	比期望的时间早醒	a. 没问题 b. 轻微提早 c. 显著提早 d. 严重提早或没有睡觉	0 1 2 3	
4	总睡眠时间	a. 足够 b. 轻微不足 c. 显著不足 d. 严重不足或没有睡觉	0 1 2 3	
5	总睡眠质量（无论睡多长）	a. 满意 b. 轻微不满 c. 显著不满 d. 严重不满或没有睡觉	0 1 2 3	
6	白天情绪	a. 正常 b. 轻微低落 c. 显著低落 d. 严重低落	0 1 2 3	
7	白天身体功能（体力或精神，如记忆力、认知力和注意力等）	a. 足够 b. 轻微影响 c. 显著影响 d. 严重影响	0 1 2 3	

续表

8	白天思睡	a. 无思睡 b. 轻微思睡 c. 显著思睡 d. 严重思睡	0 1 2 3	

注：总分 24 分，得分越高，表示睡眠质量越差。< 4 分为无睡眠障碍；4～6 分为可疑失眠；6 分以上为失眠。

3. 匹兹堡睡眠质量指数量表（PSQI）

PSQI 适用于睡眠障碍患者、精神障碍患者的睡眠质量评价、疗效观察、一般人群睡眠质量的调查研究，以及睡眠质量与心身健康相关性研究的评定工具，有助于鉴别暂时性和持续性的睡眠障碍（见表 4-3-4）。

表 4-3-4　匹兹堡睡眠质量指数量表（PSQI）

指导语：下面一些问题是关于您最近 1 个月的睡眠情况，请选择填写最符合您近 1 个月实际情况的答案。请回答下列问题：

1. 近 1 个月，晚上上床睡觉通常＿＿＿＿点钟
2. 近 1 个月，从上床到入睡通常需要＿＿＿＿分钟
3. 近 1 个月，通常早上＿＿＿＿点起床
4. 近几个月，每夜通常实际睡眠＿＿＿＿小时（不等于卧床时间） 　对下列问题请选择 1 个最适合您的答案。
5. 近 1 个月，因下列情况影响睡眠而烦恼：
（1）入睡困难（30 分钟内不能入睡） 　　　a. 无　　b. < 1 次 / 周　　c.1～2 次 / 周　　d.3 次 / 周
（2）夜间易醒或早醒 　　　a. 无　　b. < 1 次 / 周　　c.1～2 次 / 周　　d.3 次 / 周
（3）夜间去厕所 　　　a. 无　　b. < 1 次 / 周　　c.1～2 次 / 周　　d.3 次 / 周
（4）呼吸不畅 　　　a. 无　　b. < 1 次 / 周　　c.1～2 次 / 周　　d.3 次 / 周
（5）咳嗽或鼾声高 　　　a. 无　　b. < 1 次 / 周　　c.1～2 次 / 周　　d.3 次 / 周
（6）感觉冷 　　　a. 无　　b. < 1 次 / 周　　c.1～2 次 / 周　　d.3 次 / 周

续表

（7）感觉热

　　a.无　　b.＜1次/周　　c.1～2次/周　　d.3次/周

（8）做噩梦

　　a.无　　b.＜1次/周　　c.1～2次/周　　d.3次/周

（9）疼痛不适

　　a.无　　b.＜1次/周　　c.1～2次/周　　d.3次/周

（10）其他影响睡眠的事情

　　a.无　　b.＜1次/周　　c.1～2次/周　　d.3次/周

6.近1个月，总的来说，您认为自己的睡眠质量

　　a.很好　　b.较好　　c.较差　　d.很差

7.近1个月，您用药物催眠的情况

　　a.无　　b.＜1次/周　　c.1～2次/周　　d.3次/周

8.近1个月，您常感到困倦，难以保持清醒状态吗？

　　a.无　　b.＜1次/周　　c.1～2次/周　　d.3次/周

9.近1个月，您做事情的精力不足吗？

　　a.没有　　b.偶尔有　　c.有时有　　d.经常有

10.近1个月有无下列情况（可询问同寝室的人）：

（1）高声打鼾

　　a.无　　b.＜1次/周　　c.1～2次/周　　d.3次/周

（2）睡眠中较长时间的呼吸暂停

　　a.无　　b.＜1次/周　　c.1～2次/周　　d.3次/周

（3）睡眠中腿部抽动或痉挛

　　a.无　　b.＜1次/周　　c.1～2次/周　　d.3次/周

（4）睡眠中出现不能辨认方向或意识模糊情况

　　a.无　　b.＜1次/周　　c.1～2次/周　　d.3次/周

（5）睡眠中存在其他影响睡眠的特殊情况

　　a.无　　b.＜1次/周　　c.1～2次/周　　d.3次/周

注：PSQI用于评定受试者最近1个月的睡眠质量，由19个自评和5个他评条目构成，其中18个条目组成7个成分，每个成分按0～3计分，累计各成分得分为PSQI总分，总分范围为0～21分，得分越高，表示睡眠质量越差。受试者完成问题需要5～10分钟。

4. 睡眠卫生知识量表

"睡眠卫生知识量表"（表4-3-5）是一项有关白天行为对睡眠影响情况的调查表，主要用于了解患者白天行为对睡眠质量影响的意见。"睡眠卫生习惯量表"（表4-3-6）则是用于评估患者的睡眠卫生习惯。

表4-3-5　睡眠卫生知识量表

项目	对睡眠有帮助			对睡眠无影响	干扰睡眠		
	非常	中等	轻微		轻微	中等	非常
白天睡午觉或打盹	1	2	3	4	5	6	7
上床睡觉时感到饥饿	1	2	3	4	5	6	7
上床睡觉时感到口渴	1	2	3	4	5	6	7
每天吸烟超过1包	1	2	3	4	5	6	7
定期服用催眠药物	1	2	3	4	5	6	7
睡前2小时内剧烈运动或活动	1	2	3	4	5	6	7
每晚要睡同样长的时间	1	2	3	4	5	6	7
睡前设法使自己放松	1	2	3	4	5	6	7
晚上吃含咖啡因的食物饮料或药物	1	2	3	4	5	6	7
下午或傍晚锻炼身体	1	2	3	4	5	6	7
每天在同一时间醒来	1	2	3	4	5	6	7
每天在同一时间上床睡觉	1	2	3	4	5	6	7
晚上饮酒（3杯啤酒或其他酒）	1	2	3	4	5	6	7

表4-3-6　睡眠卫生习惯量表

对下列行为，根据自己的情况，在每项后面的括号内填上您每周参与活动或经历的平均天数（0～7天）
午睡或打盹（　　　）
上床睡觉时感到口渴（　　　）
上床睡觉时感到饥饿（　　　）
每天吸烟超过1包（　　　）
定期服用催眠药物（　　　）

续表

对下列行为，根据自己的情况，在每项后面的括号内填上您每周参与活动或经历的平均天数（0～7天）
睡前4小时内喝含咖啡因的饮料（咖啡或茶）（　　　）
睡前2小时内喝3杯啤酒或其他酒（　　　）
睡前4小时内口服含咖啡因的药物（　　　）
准备上床睡觉前担心睡觉的能力（　　　）
白天担心晚上睡觉的能力（　　　）
饮酒帮助睡眠（　　　）
睡前2小时内剧烈运动或活动（　　　）
睡觉受光线干扰（　　　）
睡觉受噪声干扰（　　　）
睡觉受同床人干扰（如一人入睡则填无）（　　　）
每晚要睡同样长的时间（　　　）
睡前设法使自己放松（　　　）
下午或傍晚锻炼身体（　　　）
晚上睡觉时卧室或床的温暖舒适（　　　）

5. 睡眠日记

为确定主诉失眠的患者是否真的存在睡眠不足，可以通过患者自己连续2周记录睡眠日记，然后分析失眠原因，以便于采取适当的、有针对性的措施。有时患者通过检查或分析自己的睡眠日记，会发现自己为之焦虑的所谓睡眠不良其实并不存在，从而使"失眠"及其导致的焦虑现象能够自发解决。睡眠日记的内容如下（见表4-3-7）。

表 4-3-7　睡眠日记

早晨填写								
按顺序逐日填写	昨晚上床时间	今早起床时间	昨晚多长时间内睡着	昨晚睡眠过程中起床次数	今早起床后的感觉			昨晚的总共睡眠时间	昨晚的睡眠受到以下因素干扰
					精神恢复	精神部分恢复	疲劳		

同时，还可列出所有影响睡眠的精神、情绪、身体或环境因素，如紧张、打鼾、身体不适、室内温度等（见表 4-3-8）。

表 4-3-8　影响睡眠的因素

按顺序逐日填写	饮含咖啡因的饮料				活动 20 分钟的时间				上床前 2 小时进食情况			白天何时服用药物	入睡前 1 小时的活动
	早晨	下午	睡前 2 小时	无	早晨	下午	睡前 2 小时	无	含乙醇饮料	饱食	无		

注：含咖啡因的饮料包括咖啡、茶、可乐等。

五、预防和治疗

（一）行为疗法

行为疗法或与药物疗法联合使用，是慢性心理生理性睡眠障碍患者最合适的治疗方案。这一方法的使用，旨在改善那些使睡眠障碍长期存在的因素，其中既包括睡眠训练和睡眠卫生建议，也包括放松技术和睡眠限制疗法。此外，日渐增加的体力活动可增加夜间睡眠，培养正常的昼夜节律。

（二）基础的内科病因治疗及物理疗法

1. 治疗老年人睡眠障碍的一般原则

优化所有慢性内科病症的处理，尽量减少药物的使用。

2. 药物疗法

治疗失眠症时，经常会发生药物滥用，主要是未正确地考虑导致失眠症的潜在原因。目前的教材都认为药物对治疗急性失眠症有效，或可作为慢性失眠症的临时治疗方法，但其效果不如认知行为疗法。

常用催眠药物包括：①短效就是苯二氮卓类催眠剂。如羟基西泮，其在老年人中的使用效果较为肯定。②长效苯二氮卓类催眠剂。该类药会使老年人跌倒和髋骨骨折的风险增加，应避免使用。③非苯二氮卓类催眠剂。该类药对慢性失眠症也显示出一定疗效，且不良反应较小，值得在老年人中推广应用，如唑吡坦（思诺思）用于治疗失眠症不影响患者白天正常生活，可用于短期治疗。④抗组胺药（如苯海拉明）经常被不适当地用于促进睡眠，其不良反应是精神紊乱、激越、直立性低血压、心律失常和尿潴留，应慎重应用。⑤许多三环类抗抑郁药具有镇静作用，并以小剂量作为催眠药使用，对于那些伴发抑郁症的患者有明显疗效。三环类抗抑郁药的不良反应（如便秘、直立性低血压、尿潴留、跌倒、精神紊乱和心律失常）也限制了其作为常规治疗失眠的药物。⑥褪黑素替代疗法。由于老年人松果体分泌褪黑素减少，因此褪黑素可作为助睡剂，不良反应小，但长期服用会产生抑郁症状。

3. 光照疗法

已知光线是昼夜节律的重要调节因素，适当地定时暴露于光线中，持续2～3天，可改变昼夜节律周期。改变的方向取决于暴露的时段，早晨光照可使周期提前，傍晚光照可使周期延迟。光照疗法对相当多的昼夜节律障碍患者有效，如轮班时差或睡眠周期提前或滞后综合征。

4. 有氧锻炼

一般认为，有氧锻炼有助于改善睡眠。有氧运动和无氧运动（如举重）对于改善睡眠都是有效的。要达到有氧锻炼效果，一般为每周4次，每次30～40分钟，达到心率储备的60%～75%（中等强度）。理想的锻炼时间是就寝前 4～8 小时。

5. 中医治疗

中医治疗包括中药、针灸及理疗等，对短期及长期失眠症均有一定疗效。

六、护理诊断

（1）舒适度改变：与睡眠障碍有关。

（2）焦虑：与缺乏睡眠的知识有关。

七、护理要点

（1）提供安静、整洁、稳定的良好睡眠环境，温湿度及光线适宜。老年人对睡眠环境改变的适应能力差，因此尽量不改变其卧室环境温度和湿度，保持室内通风。老年人睡眠浅，应提供安静、整洁的睡眠环境，温湿度及光线适宜。

（2）协助采取非药物措施改善睡眠。

①睡前饮温牛奶，不宜喝浓茶、咖啡及含乙醇类等饮品。

②睡前用温水泡脚，避免兴奋及刺激，营造安静的睡眠氛围。

③安排规律的日间活动，运动方式、运动量、运动时间要有规定。如早晨到公园打拳，上午到老年大学上课，下午打牌会友，晚上散步。通过白天的规律活动转移老年人的注意力，消耗一定的体力和精力，以减少白天睡眠时间。

④使用耳穴贴压、中药药枕等中医适宜技术促进睡眠。

⑤可使用眼罩、耳塞辅助睡眠。

⑥建立良好睡眠卫生习惯。按时上床，按时起床，午睡 30 分钟，不宜过长。

⑦及时治疗原发疾病。很多疾病都可影响睡眠，老年人基础疾病较多，如不及时治疗，对睡眠影响很大。

（3）遵医嘱服用镇静催眠类药物，观察药物疗效及不良反应，并采取措施预防跌倒（详见第四章第十一节"跌倒"）。

八、指导要点

（1）告知居家老年患者按时服药及预防跌倒的重要性，不能擅自停药或改变剂量。

（2）告知居家老年患者睡眠障碍加重时，应及时就诊。

（3）指导居家老年患者促进良好睡眠的方法。如温水泡脚时水温不应超过40℃，避免烫伤。

（4）指导照护者提供亲情支持，妥善处理引起不良心理反应的事件。老年人如果较长时间未与亲人见面、交谈，会感觉孤单，思虑过多，从而导致睡眠障碍。亲人们应常回家看看，浓浓的亲情有助于改善老年人的睡眠。

九、注意事项

（1）首选非药物措施改善睡眠。

（2）服用镇静催眠类药物期间须定期进行肝肾功能检查。

第四节　视听功能障碍

一、概述

（一）定义

1. 视觉障碍

视觉障碍是指由各种原因导致视觉器官（包括眼球、眼神经）及大脑视神经中枢的构造或功能发生部分或全部障碍，表现为患者双眼不同程度的视力损失或视野缩小，难以做到一般人所能从事的工作、学习或其他活动，以致限制其正常作用。老年人视盲和视力损伤的患病率明显增高，据世界卫生组织的资料显示，在全球范围内，致盲的前五位病因分别是白内障、未矫正的屈光不正、青光眼、年龄相关性黄斑变性及角膜混浊，其中，白内障、青光眼及年龄相关性黄斑变性是引起老年人视力损伤最重要的病因。

2. 老年性耳聋

老年性耳聋是指随着年龄的增加，以听觉器官退化作为主要的致病因素，以双耳高频音听力损伤为初始的临床表现，隐匿性发病，进而语言分辨能力进行性恶化为特征，常伴有孤独、焦虑及认知功能障碍，最后影响社会活动能力的老年性听力障碍症候群。听力减退与增龄相关，人到60岁左右，大约有

30%的人会对高频的尖细声音产生听力困难。老年性耳聋已成为继关节炎、高血压病后，发病率居第三位的老年性疾病。

（二）危险因素

（1）社会人口学特征：视力和听力损害的患病率随着年龄的增长而增高；视力损害的患病率女性高于男性。

（2）遗传因素：视力障碍有一定的遗传倾向。老年性耳聋具有家族发病和遗传倾向。

（3）疾病因素：白内障、屈光不正、老年性黄斑变性、青光眼等会引起老年人视力下降。老年性耳聋与高血压、高血脂等因素有关，全身性疾病如糖尿病、心血管疾病、骨质疏松等，与老年性耳聋的发病存在正相关性。

（4）生活方式：长时间过度用眼等会增加年老出现眼疾的风险。吸烟和饮酒可诱发老年性耳聋的风险。

（5）其他：短期或长期的情绪压力、长期生活在噪声环境内、使用耳毒性药物和化学试剂等均可引起老年性耳聋。

二、临床表现

（一）视觉障碍的临床表现

（1）老年人常见视觉障碍临床表现见表4-4-1，当老年人出现表中的症状时应及时就医。

表4-4-1 常见视觉障碍临床表现

常见症状	具体描述
视力下降	在原来看清楚的基础上渐渐地看不清楚了
视物模糊	突然看东西不清楚，或渐渐地看东西不清楚了
视物变形	把一条直线看成一条弯曲的线，或者把正常的物体看得变大或变小
视物遮挡	视野中有一个固定的黑点或黑点挡住视线，导致看不全或者看不见东西
视物成双	分为两种，一种是单眼看物成双，另一种是双眼看同一物品成双
黑矇	眼前一黑，突然一下子什么也看不见了

续表

常见症状	具体描述
闪光感	睁眼或闭眼的过程中突然看到类似闪电的情况
眼前黑影飘动	眼前出现漂浮的细点

（2）常见老年眼科疾病见表4-4-2。

表4-4-2　常见老年眼科疾病

疾病名称	病理因素	临床表现	视觉功能障碍
白内障	晶状体混浊	视物模糊，视物重影，昼盲或夜盲，色辨力减弱，近视或老视度数降低	视物模糊，视力下降
青光眼	房水循环受阻	晚上瞳孔变大，眼睛疼痛，胀痛，视物模糊，虹视现象，有时伴头痛，恶心想吐	视野下降、视野缺损、失明
老视	属于生理现象，不是病理状态	视近困难，视近不能持久，看不清楚小字体，阅读需要更强的照明度	眼调节能力下降，视近困难
角结膜干燥症	泪液的质或量以及泪液动力学异常引起的	眼干、眼痒、异物感、烧灼感、眼胀感、眼痛、畏光、眼红等	无
黄斑变性	黄斑部脉络膜毛细血管缺血或新生血管膜、玻璃膜变性破裂、视网膜色素上皮增殖、萎缩、脱离	视物模糊，中心暗点，视物变形，物像比真实物体缩小或增大，直线的门窗框架视为弯曲、倾斜等	中心视力急剧下降，丧失识别眼前物品的能力，失明，视物时物体扭曲变形
视网膜病变	高血压病、糖尿病、视锥及视杆营养不良	夜盲、视野缩小、眼底骨细胞样色素沉着，光感受器功能不良	夜盲、失明早期有环形暗点，后期形成管状视野

（二）听觉障碍的临床表现

听觉障碍表现为双耳对称性听力进行性下降，以高频听力下降为主，可伴有耳鸣和"重听"现象，即低声说话听不见，大声说话又感觉吵、刺耳。老人常感觉身处噪声环境中，语言辨别能力下降。

三、评估与观察要点

（1）了解患病情况、跌倒史及活动能力。

（2）评估患者视听障碍的程度及对生活的影响。

（3）评估患者居住环境、心理、社会支持情况及照护者的能力与需求。

四、评估方法

（一）视功能评估

1.视力的快速筛查

有很多简便易行的方法可对老年人的视力进行快速筛查，如《医疗服务机构老年综合评估基本标准与服务规范（试行）》中使用的方法是用看报纸的方法进行评估（见表4-4-3）。

表4-4-3　视力评估方法

序号	评估内容	评分	得分
1	能看清书报上的标准字体	4	
2	能看清楚大字体，但看不清书报上的标准字体	3	
3	视力有限，看不清报纸大标题，但能辨认物体	2	
4	辨认物体有困难，但眼睛能跟随物体移动，只能看到光、颜色和形状	1	
5	没有视力，眼睛不能跟随物体移动	0	

注：1.若平日戴老花镜或近视镜，应在佩戴眼镜的情况下评估。

2.推荐评价标准：得分4分为视力正常；3分为低视力；1～2分为视盲；0分为完全失明。

2.视觉功能的快速筛查方法

重点对视力、视野等功能进行评估（见表4-4-4）。

表4-4-4　视觉功能评估方法

序号	筛查项目	评估方法	得分
1	阅读、行走和看电视时，觉得吃力	0分＝是，1分＝否	
2	看东西时觉得有东西遮挡或视物有缺损	0分＝是，1分＝否	
3	看东西时实物变形、扭曲	0分＝是，1分＝否	

注：1. 总分为 3 分。结果评价：≤ 1 分为视觉功能差；2 分为视觉功能较差；3 分为视觉功能良好。

2. 如第 1 项回答为"是"，说明视力有问题，应考虑是否有白内障等病变；如第 2 项回答为"是"，说明视力、视野有问题，应考虑是否有白内障、青光眼等病变；如第 3 项回答"是"，应考虑是否有黄斑变性和视网膜病变。

（二）听力功能评估

1. 分类

听力功能评估分为主观测听法和客观测听法。

主观测听法的结果是依据受试者对刺激声信号做出的主观判断的记录，又称"行为测听"。主观测听法经常受到受试者的主观意识、情绪、年龄、文化程度、反应能力及行为配合能力的影响，故在某些情况下（如非器质性聋者、智障者、反应迟钝者等）检测结果不能完全反映受试者的实际听力水平。主观测听法包括语言检查法、表声试验、音叉试验、纯音听阈及阈上功能测试、Bekesy 自描测听、言语测听等。

客观测听法无须受试者的行为配合，不受其主观意识的影响，结果相对客观、可靠，但结论判断的正确性与操作者的经验、水平有关。常用的客观测听法有声导抗测试、电反应测听及耳声发射测试等。电反应测听一般用于非器质性聋、精神性聋以及感音神经性聋的鉴别和各种听力鉴定。与主观测听法相比，客观测听法的频率特异性较差，对每一个频率的听阈难以做出精确的评价。

2. 具体方法

（1）听力的快速筛查：有很多简便易行的方法可对老年人的听力进行快速筛查，如听捻发音法、低声耳语法、听力问卷法等。《医疗服务机构老年综合评估基本标准与服务规范（试行）》中使用的方法是用交流的方法进行评估（见表 4-4-5）。

表 4-4-5　老年人听力评估方法

序号	评估内容	评分	得分
1	可正常交谈，能听到电视、电话、门铃的声音	4	
2	在轻声说话或说话距离超过 2 米时听不清	3	

续表

序号	评估内容	评分	得分
3	正常交流有些困难，需在安静的环境或大声说话才能听到	2	
4	讲话者大声说话或说话很慢，才能部分听见	1	
5	完全听不见	0	

注：1. 若平日佩戴助听器，应在佩戴助听器的情况下评估。

2. 推荐评价标准：得分4分为听力正常；3分为听力下降；1～2分为听力障碍；0分为完全失去听力。

（2）老年听力障碍筛查量表：即 HHIE-S 量表。本量表的目的在于了解受试者是否存在听力问题，以便做出准确判断。需要受试者根据提问，仔细回答每一个问题。如果受试者平时佩戴助听器，应在不佩戴助听器的情况下进行测定。整个量表应在10分钟内完成（见表4-4-6）。

表4-4-6 老年听力障碍筛查量表

序号	评估内容	是	有时	偶尔	得分
1	当你遇见陌生人时，听力问题会使你觉得难堪吗？	4	2	0	
2	和家人谈话时，听力问题使你觉得难受吗？	4	2	0	
3	如果有人悄声和你说话，你听起来困难吗？	4	2	0	
4	听力问题给你带来一定残疾吗？	4	2	0	
5	当你访问亲朋好友、邻居时，听力问题会给你带来不便吗？	4	2	0	
6	因听力问题，您经常不愿意参加公众聚会活动吗？	4	2	0	
7	听力问题使你和家人有争吵吗？	4	2	0	
8	当你看电视和听收音机时，听力问题使你有聆听困难吗？	4	2	0	
9	听力问题影响、限制和阻挠你的社会活动和生活吗？	4	2	0	
10	在餐馆和亲朋吃饭时，听力问题让你感到困惑吗？	4	2	0	

注：1. 本量表为筛查版，是从 HHIE-S 量表的完整版中提取筛查10个题目，包括社交场景5题，情绪5题。将10个题目的得分相加即得到 HHIE-S 得分，最高40分，最低0分。

2. 听力障碍分级标准：0～8分为无听力障碍；10～24分为轻中度听力障碍；25分以上为重度障碍。

（3）自我听力评估：通过自我听力16个问题的评估测试，可帮助受试者发现听力是否存在问题。如受试者有6个以上的症状，应嘱其做进一步的检查与评估（见表4-4-7）。

表4-4-7　听力自我测试表

序号	测试内容	选项	
1	是不是有别人说话嘟哝或声音太轻的感觉？	是	否
2	是不是经常听不懂女人和孩子说的话？	是	否
3	是不是别人总是抱怨你把电视或收音机开的声音太大？	是	否
4	是不是在背景有噪声的时候有听力困难？	是	否
5	是不是在餐厅或人多的酒吧很难听清别人说话？	是	否
6	是不是经常需要别人重复所说的话？	是	否
7	是不是经常说"什么"？	是	否
8	是不是感到听电话或手机有困难？	是	否
9	是不是有家人或朋友告诉你可能错过了部分谈话内容？	是	否
10	是不是在听别人轻声说话时需要全神贯注？	是	否
11	是不是对快速演讲和意外会话有理解困难？	是	否
12	是不是对听到鸟叫、钟表嘀嗒声和门铃声感到困难？	是	否
13	是不是发现自己不愿去更多的地方，主要因为自己渐渐不能听懂别人说些什么？	是	否
14	是不是对声音定位有问题？	是	否
15	是不是有时因为不确定别人说什么而答非所问？	是	否
16	是不是经常耳朵嗡嗡响（耳鸣）？	是	否

五、治疗

（一）视觉障碍的治疗

（1）开角型青光眼使用滴眼剂降低眼压；避免增加眼压的活动。

（2）白内障、闭角型青光眼采用手术治疗。

（3）视网膜病变可采用激光、手术治疗。

（二）听力障碍的治疗

1. 药物治疗

（1）维生素 B 类药物：这类药物能营养听觉神经，在一定程度上能够延缓听力的减弱。

（2）皮质激素：对于患有糖尿病的老年性耳聋患者，这类药物能改善耳内的循环，但长期大量使用会产生不良反应。

（3）哌唑嗪：具有扩张耳内血管的作用。

（4）血管扩张药物：能起到改善脑血液循环和内耳微循环，减慢内耳结构退变速度的作用。常用药物有低分子右旋糖酐、706 代血浆、胞二磷胆碱、丹参等。同时可口服西比灵、尼莫地平等，还可配合高压氧治疗。

2. 手术治疗

目前有一种主要的微创手术方法，即人工耳蜗植入术，通过人工耳蜗将声音转换为另一种信号，刺激听觉神经的恢复，适用于佩戴助听器无效的患者。

六、护理诊断

（1）视听觉紊乱：与白内障、青光眼、糖尿病性视网膜病变、老年性黄斑变性、听神经退行性改变等有关。

（2）有受伤的危险：与视听觉障碍有关。

（3）社会交往障碍：与视听力减退有关。

（4）自理缺陷：与视力减退有关。

七、护理要点

（一）视力障碍的护理

（1）提供安静、光线充足、地面平整及无障碍的环境；台阶平整无破损，高度合适；家具放置平稳，固定有序，将老年人的常用物品按方便取用的原则放置，固定位置后不要随意变动。

（2）采取措施预防跌倒（详见第四章第十一节"跌倒"）。

（3）加强用眼卫生，平时不用手揉眼，不用不洁手帕擦眼、洗眼。用眼以不感到疲劳为度，注意用眼姿势是否正确、距离是否合适、光源是否充足等。

（4）严重视力障碍者，协助做好生活护理。积极采取药物治疗，定期检查。

（二）听力障碍的护理

（1）根据听力情况，采取有效的沟通环境和方式。如给电话听筒加设增音装置，门铃应与居室内相接，使老年人能方便应门。

（2）避免噪声刺激。日常生活和外出时应尽量避开噪声大的环境和场所。

（3）帮助选择佩戴合适的助听器，并指导老年人及其家属正确使用。

（4）加强心理护理，寻求家庭和社会给予老年人关怀和帮助，经常与老年人进行沟通交流，使老年人树立乐观生活的信心。

八、指导要点

（1）指导佩戴合适的眼镜及助听器，定期维护。

（2）指导居家老年患者定期检查视听力，症状加重时及时就诊。

（3）教会居家老年患者做眼耳保健操的方法。

（4）指导视听障碍患者积极治疗高血压病、糖尿病等慢性疾病，养成良好的生活习惯，做到少饮酒、不抽烟等。

（5）指导视听障碍患者要合理饮食，多进食粗纤维食物、水果等，以促进肠蠕动，保持大便通畅，避免便秘，保证充足的睡眠。

九、注意事项

（1）选择白天运动，避开强光照射。

（2）有严重视听障碍的患者，外出活动宜有人陪同。

（3）有视力障碍的患者（如青光眼患者）禁用散瞳药；听力障碍患者慎用或禁用有耳毒性的药物，如庆大霉素等。

第五节 头晕与晕厥

一、概述

（一）头晕的概述

1.头晕的定义

头晕指的是自身不稳感和头脑不清晰感，眩晕指的是自身或环境的旋转、摆动感，是一种运动幻觉。头晕与眩晕为2种不同的临床表现，但有时是同一种疾病在不同时期的表现。头晕分为眩晕、平衡失调感、晕厥前状态、精神性头晕、晕动病。

2.头晕的病因

（1）神经系统疾病：脑缺血性病变、脑动脉硬化小脑病变、大脑病变、脑外伤、某些类型的癫痫等。

（2）耳部疾病。

（3）内科疾病：高血压、低血压、感染、中毒、低血糖等。

（4）感冒。

（5）颈椎病、颈椎骨质增生、变形、退化。

（6）贫血：头晕伴乏力、面色苍白。

（7）血液黏度高：高血脂、血小板增多等。

（8）冠心病早期，冠状动脉粥样硬化管腔变细变窄，使心脏缺血缺氧，而心脏供血不足会造成脑供血不足，引起头晕。

（9）失眠。

（二）晕厥的概述

1.晕厥的定义

晕厥是指一过性广泛脑供血不足所致的短暂意识丧失状态。发作时患者因肌张力降低不能保持正常姿态而倒地，一般为突然发作、迅速恢复，很少有后遗症。老年人的晕厥往往是由几种疾病相互作用引起的。晕厥是一种临床常见的老年综合征，老年人可因此出现跌倒、骨折、外伤性出血和创伤性休克等，继而出现感染与各脏器功能的受累等各种临床情况，心源性晕厥患者甚至可以出现猝死。

2.晕厥的预后

大部分晕厥患者预后良好，但需系统检查明确晕厥原因。对心源性晕厥患者需积极处理，预防猝死的发生。对老年人，晕厥可能合并心血管代偿机制的减退。如果水平位可以终止晕厥发作，则不需要做进一步的紧急处理，除非患者原有基础疾病需要治疗。决定老年人晕厥预后的主要因素除原发病外，主要是晕厥跌倒后所引起的并发症的严重程度，如骨折、创伤、出血、感染及卧床后所引起的一系列临床问题和随之而来的风险。

二、临床表现

（一）头晕的临床表现

1.眩晕性头晕

眩晕性头晕发生率约占所有头晕的半数，其中前庭周围性者明显多于前庭中枢性者，是后者的4～5倍。在前庭周围性病因中，良性阵发性位置性眩晕、前庭神经元炎和梅尼埃病是最主要疾病，可能占了前庭周围性眩晕的绝大部分。前庭中枢性眩晕的病因则多样，但均少见，包括血管性、外伤性、肿瘤、脱髓鞘、神经退行性疾病等。要注意除偏头痛性眩晕外，前庭中枢性眩晕几乎都伴随有其他神经系统症状和体征，很少仅以眩晕或头晕为唯一表现。

2.非眩晕性头晕

非眩晕性头晕的病因众多，绝非只限于神经科或耳科疾病。大量流行病学研究提示，大多数慢性、持续性头晕的病因主要与精神心理障碍（如抑郁、焦虑、惊恐、强迫或躯体化障碍等）有关，而短暂或发作性头晕则多与系统疾病（如贫血、感染、发热、低血容量、直立性低血压、糖尿病、药物不良反应等）有关。

（1）脑源性头晕：见于脑动脉硬化（如基底动脉硬化）或颈椎骨关节病引起的脑部血液循环障碍，或由此导致的一过性脑供血不足。其临床特点是头晕、睡眠障碍、记忆力减退三大症状，还有顶枕部头痛、轻瘫、言语障碍、情绪易激动等表现，一般病情发展缓慢。此类头晕的特点是在体位改变时容易出现或加重。

（2）心源性头晕：可见于急性心源性脑供血不足综合征，这是由于心搏骤停、阵发性心动过速、阵发性心房颤动、心室颤动导致的急性脑缺血，可表现为头晕、视物模糊、胃部不适、晕厥等。

（3）血管抑制性头晕：常因情绪紧张、疼痛、恐惧、出血、天气闷热、疲劳、失眠等促发。患者常有头晕、眩晕、恶心、上腹部不适、面色苍白、出冷汗等自主神经功能紊乱的症状，伴血压下降，脉搏微弱。血管抑制性头晕多见于体弱的年轻妇女。直立性低血压主要表现为站立时出现头晕、视物模糊、腿软、眩晕，甚至晕厥等，常伴出汗、大小便障碍等。

（4）药物中毒性头晕：以链霉素、新霉素、阿米卡星（卡那霉素）、庆大霉素等的中毒为多见。患者除头晕外，还有眩晕和耳蜗神经损害所致的感音性耳聋。慢性铅中毒多表现为神经衰弱综合征（以头晕、头痛、失眠、健忘、乏力、多梦为主要症状），又有体温降低、食欲减退等。

此外，功能性低血糖亦可引起头晕、心悸、虚弱感，在空腹或用力时可有震颤，有时出现抽搐、意识丧失等。情绪紧张或过度换气时，由于二氧化碳排出量增加，可出现呼吸性碱中毒、脑细胞缺氧，引起头晕、乏力，并感到面部和手足麻凉，间或有恍惚感。

（二）晕厥的临床表现

1. 体位性晕厥

体位性晕厥多由血压骤降所引起，常见于服用降血压药物的中老年人。患者从卧位或坐位突然站起时，因为血管张力来不及调整，瞬间出现脑缺血而发生晕厥。患者晕倒后大脑很快得到血供而清醒。

2. 吞咽性晕厥

吞咽性晕厥是吞咽食物时发生的晕厥。患者刚吞咽一口饭时就瞬间出现黑蒙或晕厥，停止进食数秒钟或数分钟再小口吃饭，一般不再出现晕厥。吞咽性晕厥与吞咽动作刺激食管或胃迷走神经，引起心律失常有关。

3. 咳嗽性晕厥

咳嗽性晕厥是剧烈咳嗽时发生的晕厥，多见于患有呼吸系统疾病的老年人。晕厥多发生在剧烈咳嗽的瞬间，其原因是剧烈咳嗽时胸腔的压力突然增加，静脉血回心受阻，心排血量骤降，加上咳嗽时血中二氧化碳张力降低，脑血管阻力增加，使脑血流量降低而发生晕厥。

4. 排尿性晕厥

排尿性晕厥多发生在晨尿时，少数人也可能发生在非晨尿或排便后。晕厥前无任何前兆，在排尿将要或已结束时，突然丧失意识晕倒在地，短时间内又能自然苏醒。排尿性晕厥可能与排尿时屏气动作加大腹压，尿液排完后膀胱快速收缩，腹压突然下降，回心血量显著减少，导致血压骤降，引起一过性脑缺血有关。

5. 低血糖性晕厥

低血糖性晕厥是血糖低于 2.8 mmol/L 时出现的低血糖反应。血糖过低可引起交感神经高度兴奋，肾上腺素大量释放，患者出现心慌、头晕、手抖、出冷汗、面色苍白等，甚至晕厥，救治不及时常可危及生命。

6. 血管神经性晕厥

血管神经性晕厥，也称"血管迷走性晕厥"，诱因很多，如在原地静站过久，长时间处于闷热的环境中，过度疲劳，过度饥饿，剧烈疼痛，过强的精神刺激、恐惧、焦虑等，反射性地引起心脏和全身小血管扩张，回心血量减少，血压骤降，脑供血暂时减少，从而晕厥。患者倒地后脑供血很快好转，神志恢复正常。

7. 颈动脉窦性晕厥

颈动脉窦性晕厥也称"颈动脉窦过敏症"或"颈动脉窦综合征"，晕厥发生多与头颈突然转动、刺激或压迫颈动脉窦有关。常发生在猛回头、领带系得过紧、刮脸压迫颈部时刺激了颈动脉窦，反射性引起迷走神经高度兴奋，导致心动过缓或心搏骤停，血压下降，脑部瞬间缺血而晕厥。有些人头颈向侧转动时，仅表现为瞬间头昏、眩晕、视物模糊、步态不稳、身体有倾斜感，但不晕厥。

8. 心源性晕厥

心脏电生理研究发现，超过 50% 的不能解释的晕厥患者中，有隐性窦房结病变、心脏传导异常和可诱发的室性心律失常，其中心律失常可继发于原发心血管疾病，如冠心病、心肌梗死和心肌病等。严重的主动脉瓣狭窄、肥厚梗阻型心肌病，也是心源性休克的主要原因。

9. 药物性晕厥

老年人往往存在多重用药，一些药物可引起心动过缓、心动过速、直立性低血压、血管抑制等。药物与晕厥之间有因果关系，患者既往可能有用药晕厥史或家族用药晕厥史。引起晕厥的药物以心血管系统药物、解热镇痛药和抗菌药物多见。

三、评估与观察要点

（1）了解患者患病情况、用药史及对生活的影响。

（2）评估患者意识状态、瞳孔、生命体征及血糖情况。

（3）评估患者头晕与晕厥发作的表现、频次、持续时间、诱发因素及缓解因素等情况。

（4）评估患者居家环境、心理、社会支持情况及照护者的能力与需求。

四、评估方法

（一）头晕的评估

1. 病史采集

采集病史，如了解患者的症状特点、发作时间、服药史、生活习惯等，对头晕的诊断和鉴别诊断有很大的帮助。

2. 体格检查及实验室检查

对患者进行包括血压、心率、心电图、动态心电图、血常规、血糖、维生素 B_{12}、颈部影像学、头部 MRI、视力、听力、颈部活动度及压痛等检查，注意患者是否有复视、自发性眼震、构音障碍、感觉异常、步态不稳等。如果患者伴随单侧耳聋、耳鸣和小脑症状、角膜反射缺失，可能是听神经瘤。患者出现齿轮样强直和动作迟缓可能是帕金森病。闭目难立征阳性者表明本体功能和（或）前庭功能异常。闭目时呈宽基步态且需他人帮助才能明显改善者，则显示本体感受器受损。

3. 诱发试验

诱发试验包括 Dix-Hallpike 试验以及头部冲击试验等。Dix-Hallpike 试验是良性发作性位置性眩晕的诊断方法：患者坐于治疗台上，在治疗者的帮助下迅速取仰卧位并把头伸出台边，然后向患侧扭转 45°；头逐渐转正，继续向健侧偏斜 45°；将受试者头部连同身体一起向健侧翻转，使其侧卧于治疗台上，头部偏离仰卧位达 135°，维持；恢复坐位，头前倾 20°。如果同侧耳朵受到影响，那么将导致眩晕和眼球震颤；如果出现眼震，应注意眼震的方向、潜伏期、眼震的持续时间、眩晕持续时间。良性发作性位置性眩晕的诊断标准：①眩晕伴随着旋转性眼球震颤；②在检查完成 1～5 秒后出现眩晕、眼球震颤；③阵发性眩晕和震颤（历时 10～20 秒）；④疲劳性，反复测试可以使眩晕和眼震强度下降。

（二）晕厥的评估

1. 病史

详细询问患者的病史，对明确晕厥的诊断和鉴别诊断具有极其重要的意义，一般应从以下几个方面进行病史的采集（见表 4-5-1）。

表 4-5-1　晕厥评估病史采集

1. 是否有人目睹过你的发病情况？
如目睹患者痉挛、咬舌或尿失禁，可能为癫痫。发作后意识模糊（或嗜睡）和丧失意识时间的长短，也可能有助于区分是神经系统原因还是心血管系统原因引起的晕厥
2. 有突发事件吗？如紧急排便或排尿，咳嗽或吞咽等。
注意：迷走神经性晕厥通常是由饥饿、疲劳、情绪紧张或长时间站立不动等引发的。晕厥前很少有心悸病史，一旦出现应重视
3. 是否服用可能引起晕厥的药物包括非处方药（OTC）：
如眼科使用的 β 受体阻滞剂可能引起心动过缓，抗高血压药、血管扩张药、利尿剂可能引起血压降低（尤其是直立性低血压），抗胆碱能药物会引起心律失常
4. 晕厥是由于穿紧领衣服（颈动脉窦过敏）和脖子上悬挂衣物（锁骨下动脉窃血综合征）引起的吗？
5. 是不是所有损伤都伴有晕厥发生？

通过询问病史，应鉴别真正的晕厥和伴有意识丧失或类似意识丧失的非晕厥疾病，类似晕厥的疾病有代谢疾病引起的意识障碍（低氧血症、过度通气导致低碳酸血症、低血糖）、癫痫、中毒、虚脱、心理性晕厥、颈动脉系统短暂脑缺血发作等。对于以下情况应考虑为晕厥：

（1）发作前存在以下诱因：持久站立、精神紧张、清晨起床后等。

（2）发作时的特殊情景：大小便、剧烈咳嗽或吞咽等。

（3）发作前先兆：头晕、恶心、多汗等。

2. 体格检查

（1）通过测量立位、卧位血压，并结合脉搏情况，判断有无动脉血管病变。

（2）颈动脉杂音提示脑血管病变。

（3）肺动脉高压体征、心衰体征、心脏瓣膜杂音提示有器质性心脏病。

（4）认知和语言能力下降，视野缺失，肢体肌力和感觉功能下降，震颤，步态异常提示神经系统病变。

五、治疗

（一）头晕的预防与治疗

1. 预防

由于老年头晕症状涉及多个学科、多种疾病，因此在疾病预防方面较为困难，应早期检查，CT、MRI、DSA 等有助于相关疾病的诊治。

2. 病因治疗

（1）前庭功能尚属可逆损害性眩晕，如良性阵发性位置性眩晕、浆液性迷路炎等。治疗应针对病因，一旦病因解除，眩晕消失，前庭功能可恢复。

（2）前庭功能一次性损害不可逆转的眩晕征：如化脓性迷路炎、突聋、前庭神经元炎等。病因虽除，但迷路或前庭功能完全被破坏，前庭功能不能恢复，需依靠前庭中枢代偿性消除眩晕。

（3）病因难治的前庭功能波动性损害或不可逆性损害：如动脉硬化或高血压、颈椎病导致的眩晕等，治疗效果差。保守治疗无效者可行外科治疗。

3. 对症治疗

（1）眩晕发作时保守治疗：选择最舒适体位，避免声光刺激，消除思想顾虑。

（2）前庭神经镇静药：异丙嗪（非那根）、地西泮（安定）等。

（3）防止呕吐制剂：阿托品、山莨菪碱等。

（4）利尿及脱水药：呋塞米、甘露醇等。

（5）血管扩张药：银杏叶提取物、丹参、川芎嗪等。

（6）激素类：泼尼松、地塞米松等。

（7）吸氧：一般用高压氧或5%二氧化碳混合氧吸入治疗。

4. 其他药物治疗

组胺受体强拮抗剂倍他司汀、钙通道阻滞剂、尼麦角林、加巴喷丁等对神经能起到稳定作用。巴氯芬、肾上腺素、苯丙胺等这些药有促进前庭代偿的作用。

5. 手术治疗

如果药物治疗无效，持续性的重症周围性眩晕，可做内耳手术治疗。

6. 前庭康复训练

经过前庭康复训练，达到重建视觉、本体觉和前庭传入信息的整合功能，建立平衡感。

（二）晕厥的预防与治疗

1. 晕厥的预防

（1）直立性低血压性晕厥：老年人常见的晕厥原因。对于这类老年患者要注意做到3个"3分钟"，即睡醒后不要马上起床，在床上躺3分钟；坐起来后再坐3分钟；两条腿下垂在床沿又等3分钟，然后下床走动，可减少直立性晕厥。此外，直立性低血压的老年患者往往存在卧位收缩性高血压，适当的药物调整也是预防直立性低血压性晕厥的有效措施。

（2）吞咽性晕厥：曾有过吞咽性晕厥的患者，吃饭时要细嚼慢咽，不要狼吞虎咽。

（3）咳嗽性晕厥：发生咳嗽性晕厥的老年患者咳嗽时应保持合适的力度，不可过分用力。如感咽部不适、发痒，需控制咳嗽，通过发出长音，改善咽部出现的不适感。叮嘱患者咳嗽时尽量弯背，呈俯卧位或头部垂到两膝之间，从而减少肺容量，利于防止出现咳嗽性晕厥。应防止肺部感染，治疗肺部炎症，疏通气道。尽量避免肥胖，禁酒，戒烟。

（4）排尿性晕厥：为防止排尿性晕厥，睡前不要多喝水，入睡前要先排尿，夜间有尿要排出不要憋尿。排尿时最好采用坐式便池，排便后起身要慢，起身后稍站一会儿再走。

（5）低血糖性晕厥：患有糖尿病的中老年人，一定要熟知低血糖反应的表现，包括头晕、乏力、出冷汗、心悸、饥饿感等，进而可能出现意识模糊，甚至晕厥。平时应避免空腹时剧烈运动，一旦有低血糖反应，立即进食糖果、饼干之类的小食品。如感觉可能出现意识不清，应立即平卧，请求帮助。

（6）血管神经性晕厥：此类晕厥患者要尽早发现、早预防，有头晕不适等表现时，立即平卧，抬高腿部，并移至空气流通较好的地方。对于容易发生血管神经性晕厥者，平时应加强体能和意志的锻炼，防止过劳、过饿、过于激动等。

（7）颈动脉窦性晕厥：对于颈动脉窦过敏、颈动脉硬化及颈椎骨质增生患者，要注意转头要慢，系领带不要过紧，不要穿高领衣服。

（8）心源性晕厥：此类晕厥是由于心排血量突然减少进而引起脑缺血而诱发的。患者平时应熟知自己的病情，随身携带必要的急救药品，避免情绪激动、突然用力、寒冷等诱发因素。

（9）药物性晕厥：老年患者多存在多重用药，药物的不良反应或药物的协同作用可能引起药物性晕厥。药物引起的晕厥包括心源性晕厥、体位性晕厥和血管抑制性晕厥等。老年人用药需注意合理选择药物、谨慎联合用药、使用较小剂量、缓慢增加药量控制给药浓度和速度、规范用药操作和加强观察以及加强心理护理等。

2. 晕厥的治疗

（1）一般处理：应立即将病人置于使脑血流最大的位置，最好为仰卧位并将双腿抬高，松解紧身衣服，头转向一侧，以防舌根后坠堵塞呼吸道，避免吸入呕吐物。面部及颈部冷湿敷，如体温低则加盖毛毯。必要时掐按人中或给病人嗅有刺激性的气味。病人意识未恢复前不要经口服用任何食物或药物，体力未恢复前不要站立，以防跌倒。

（2）病因治疗：血管减压性晕厥和直立低血压性晕厥采取上述处理方法可缓解。

（3）发作性无力和突发的原发性意识丧失：给予吸氧和上述处理方法。

（4）低血糖晕厥：静脉注射葡萄糖。

（5）心源性晕厥：立即给予吸氧，心电图提示严重窦性心动过缓或房室传导阻滞时皮下注射阿托品，或予静脉滴注异丙肾上腺素等药物，也可考虑使用临时起搏器。如为恶性室性心律失常，静脉注射胺碘酮或利多卡因等，必要时电复律。急性心肌梗死给予镇痛、镇静、抗凝、溶栓、抗心律失常、抗休克或抗心衰处理，条件允许可行急诊介入治疗。心源性晕厥经现场急救后再安全转运。

（6）脑源性晕厥：现场抢救措施有吸氧、保持呼吸道通畅、降压和降低颅内压。静脉注射葡萄糖注射液，血压过高者静脉给予乌拉地尔（压宁定）或硝普钠。

（7）中暑性昏厥：将中暑昏厥者转移至阴凉通风处并迅速降温，用冰水、冷水或酒精擦浴使皮肤发红，头部及大血管分布区放置冰袋，有条件可静脉滴注 5% 葡萄糖注射液或生理盐水。

六、护理诊断

（1）有受伤的危险：与头晕及一过性的脑缺血缺氧有关。

（2）舒适度的改变：与头晕有关。

（3）知识缺乏：不了解晕厥的病因和预防措施。

（4）恐惧：担心再次晕厥和疾病的预后有关。

七、护理要点

（1）提供安静、光线充足、空气流通、地面平整及无障碍的环境。

（2）监测患者血压及血糖变化，采取措施预防直立性低血压或低血糖。

（3）患者头晕或晕厥发作时，协助其平卧休息，头偏向一侧，加床档予以保护。

（4）发现患者有面色苍白、心慌、出冷汗、恶心及呼吸困难等晕厥征兆时，协助其取平卧位，头偏向一侧，并告知医生。

（5）头晕伴有频繁呕吐者，协助其头偏向一侧，遵医嘱使用止吐药，补充水分及营养。

（6）患者剧烈咳嗽时，协助其取坐位或手扶固定物。

（7）根据头晕或晕厥发作情况给予相应的生活照护。

（8）采取措施预防跌倒 / 坠床（详见第四章第十一节"跌倒"）。

（9）协助进行站立平衡训练、头动平衡训练、视物平衡训练等头晕康复训练。

八、指导要点

（1）告知患者头晕或晕厥的诱发因素及应急处理措施。

（2）告知患者深低头、起坐及站立等变换体位时动作应缓慢，避免登高、游泳等旋转幅度大的活动。

（3）告知患者穿舒适的衣服，避免穿高领及硬领衬衣。

（4）告知严重头晕者，外出活动宜有人陪同。

（5）指导居家老年患者进食低脂、低盐及高蛋白、易消化的食物，避免食用油炸、生冷、辛辣等刺激性食物。

（6）指导老年糖尿病患者外出时携带糖果类食品，以备发生低血糖时食用。

九、注意事项

（1）合理膳食，保持大便通畅，避免用力排尿、排便。

（2）意识恢复前，不应经口喂食及服药；体力未恢复前，不应站立。

（3）避免强光、强声、紧张及焦虑等刺激。

第六节　谵妄

一、概述

（一）谵妄的定义

谵妄又称为"急性脑综合征"，是一种以兴奋性增高为主的高级神经中枢急性活动失调状态，在意识清晰度降低的同时，表现为定向力障碍，包括时间、地点、人物定向力及自身认知障碍，并产生大量的幻觉、错觉。幻觉以幻视为多见，内容多为生动、逼真而鲜明的形象，如看到昆虫、猛兽、鬼神、战争场面等。谵妄在老年人群中发病率非常高，老年住院患者中谵妄发生率为14%～56%，具有认知功能障碍的患者伴疾病或发生意外时容易引起谵妄风险。

（二）谵妄的易患因素和急性因素

老年人发生谵妄的易患因素和急性因素见表4-6-1。

表4-6-1 谵妄的易患因素和急性因素

易患因素	急性因素
年龄（随年龄增加谵妄发生率随之增加）	药物（特别是抗副交感神经药物副作用，如抗抑郁药、抗帕金森药物、镇静药；复合药可增加药物不良反应）
预先存在的认知缺损	停药反应或戒断症状
精神疾病	感染（如肺炎、泌尿系感染）
严重生理疾患	神经疾病（如脑卒中、硬膜下血肿、癫痫、颅内肿瘤）
既往有过谵妄的发作	心源性（如心肌梗死、心衰）
听觉或视力缺损（与谵妄相关）	呼吸系统（如肺栓塞、低氧血症）
长期使用抗副交感神经药	电解质失衡（如脱水、肾衰竭）
新的环境和应激也可增加谵妄的危险	内分泌和代谢紊乱

二、临床表现

谵妄的临床表现主要分为抑郁型和兴奋型，并有其他特点。

（1）抑郁型：以昏睡、精神运动功能减退为特点，在老年人中很常见。总体预后较差，患者经常表现为情绪低落或乏力，易被误诊或不被认识。

（2）兴奋型：易激惹，警觉性增高，经常伴有幻觉，不易被照料者或临床医师认识。有的患者可能两种形式同时存在，难以鉴别精神病或情绪紊乱。

（3）其他特点：如方向感消失（时间和地点）、认知缺陷（记忆和解决问题缺陷）、精神运动障碍（激动和抑郁）、感知紊乱（幻觉、知觉错误、错觉）、偏执狂、情绪不稳定、睡眠—觉醒环分裂。

三、评估与观察要点

（1）了解患者患病情况、谵妄史、用药史及活动能力。

（2）评估患者意识状态、生命体征及精神状况。

（3）评估患者症状发作的表现、频次、持续时间、诱发因素及缓解因素等情况。

（4）评估患者居家环境、心理、社会支持情况及照护者的能力与需求。

四、评估方法

（一）评估要点与流程

1. 评估要点

谵妄急性期的评估主要集中在以下 3 个方面。

（1）谵妄的识别。

（2）确定可能的病因以及排除危及生命的情况。

（3）适当处理谵妄的病因和症状。

2. 评估流程

（1）根据患者的临床表现，应用谵妄的评估量表、全面详细的病史和物理 / 精神检查对患者进行精神心理评估和一般医学评估，识别和诊断患者是否为谵妄。

（2）排查患者有无服用可能导致谵妄的药物，是否出现过苯二氮䓬类或酒精的戒断症状。

（3）判断是否需要进一步检查。

（4）有目标地进行实验室检查，进一步完善相关辅助检查确定导致谵妄发生的病因。

（二）谵妄的识别

如果有以下情形应考虑谵妄：

（1）急性发作，病程波动。

（2）不能集中注意力。

（3）出现不良的思维。

（4）意识状态的改变。

符合"（1）+（2）+（3）"或"（1）+（2）+（4）"，诊断即可成立。

（三）一般医学评估

应从患者的病史、体格检查、辅助检查方面进行评估。

1.病史

询问患者是否首次出现症状，既往有无经常出现类似表现；检查患者是否存在不同程度的认知功能障碍，近期有无精神紊乱加重的现象；观察或询问患者有无意识状态的变化或间断的不清醒或嗜睡状态；询问患者是否曾服用影响精神状态的药物，是否有脑血管疾病，近期是否进行过手术等。

2.体格检查

检查患者有无呼吸系统感染、压力性损伤感染、腹腔感染性疾病（如胆囊炎、膀胱炎等）、中枢神经系统疾病（脑卒中引起谵妄）、心血管系统疾病（心力衰竭、心肌梗死等引起谵妄）、听觉及视觉障碍等。

3.辅助检查

应用尿液分析、胸部放射检查和选择性细菌培养等手段搜寻感染证据，排除代谢或电解质紊乱。对部分患者可考虑做甲状腺功能试验、血清 B_{12} 及叶酸测定、药物浓度检查、动脉血气分析、心电图、脑脊液检查和脑 CT、脑电图检查等。

（四）环境评估

医院或家庭应为患者提供更好的照护环境，使其更适合患者进行交流和从事社会活动，有助于患者日常生活能力的提高，尽可能减少谵妄的发生。医院或家庭环境评估需要考虑以下因素：

（1）居室的灯光是否合适（灯光过亮或过暗）。

（2）房间布置是否有指示，有无引起杂音的物件。

（3）房间是否隔音。

（4）是否保证单间设置。

（5）最好有折叠床，由家人陪伴。

（6）是否有呼叫系统，尽量使用振动铃代替响铃呼叫。

（五）老年谵妄风险筛查

谵妄识别是其诊断的前提，有证据显示，谵妄的早期发现能减少谵妄持续时间、患者住院时间等临床结局。目前，国际上推荐采用《精神障碍诊断与统计手册（第5版）》（DSM-5）和《国际疾病分类（第10版）》（ICD-10）中的精神与行为障碍分类对谵妄进行诊断。我国将《中国精神障碍分类与诊断标准（第3版）》（CCMD-3）作为谵妄的诊断标准。最常用的是意识模糊评估法（CAM）。简易精神状态检查量表（MMSE）可用以判断谵妄病情变化。

1.DSM-5诊断标准法

DSM-5诊断标准是目前公认的谵妄诊断金标准。与《心理障碍的诊断与统计手册》（SDM-Ⅳ）相比，其增加了"认知紊乱"的标准，如记忆障碍、定向障碍、语言障碍、视觉能力或感知障碍。DSM-5诊断标准见表4-6-2。

表4-6-2 DSM-5诊断标准

条目	症状
1	注意力受损（如不能集中和维持注意力、注意力容易转移）以及意识障碍（对环境的定向力受损）
2	急性发病（常于数小时至数天内发病），表现为注意力和意识的变化，一天之内严重程度出现波动
3	最近出现的认知功能障碍，如记忆力下降、时间空间任务定向力异常、语言障碍等，或者出现感知功能异常
4	症状1和症状3不能用其他已存在的神经系统疾病解释时，且不存在严重的唤醒障碍，例如昏迷
5	病史、查体以及实验室检查证明有其他原因引起的精神改变，包括其他内科疾病、药物中毒、突然停药、中毒或其他病因

注：符合DSM-5的诊断标准即可诊断为谵妄。

2.CCMD-3诊断标准

国内对于谵妄也制定了相应的诊断标准，我国的诊断标准依据为CCMD-3（见表4-6-3）。

表4-6-3　CCMD-3诊断标准

条目	症状
1	程度不同的意识障碍和注意受损
2	全面的认知损害，下列症状至少有3项：①错觉或幻觉（多为幻视）；②思维不连贯或抽象思维和理解力受损，可有妄想；③即刻记忆和近期记忆受损，远期记忆相对完整；④时间定向障碍，严重时也有人物和地点定向障碍
3	至少有下列1项精神运动性障碍：①不可预测地从活动减少迅速转到活动过多；②反应时间延长；③语速增快或减慢；④惊跳反应增强
4	情感障碍，如抑郁、焦虑、易激惹、恐惧、欣快、淡漠，或困惑
5	睡眠—觉醒周期紊乱
6	躯体疾病或脑部疾病史、大脑功能紊乱的依据（如脑电图异常）有助于诊断

3. 意识模糊评估

谵妄评估工具中运用最广泛的就是意识模糊评估法（CAM）。CAM量表由美国Inouye教授编制，根据DSM-Ⅲ-R谵妄的诊断标准建立，后根据CAM量表发展出了CAM-ICU、CAM-CR等量表，对特殊人群进行评估，也得到了很好的信效度，被广泛应用于临床工作中。CAM量表简单易操作，也适用于非精神科工作者（见表4-6-4）。

表4-6-4　意识模糊评估法（CAM）

条目	症状
1	精神状态的急性改变或波动：同病人基线状况相比是否存在急性认知改变的证据；异常行为是否在一天中波动，包括出现和消失或程度增减
2	注意力障碍：病人是否集中注意力有困难，容易走神或难以跟随话题
3	思维混乱：病人的思维是否缺乏组织和连贯性，谈话是否散漫，不切题或者涌现无逻辑关系的概念或突然不可理解的转换话题
4	意识水平改变：病人的精神状态是否非觉醒，例如过度警觉、嗜睡、昏睡或昏迷

注：符合"1+2+3"或"1+2+4"即可诊断为谵妄。

4. 镇静程度评估表

对于重症病房谵妄高发的情况，使用镇静程度评估表（Richmond Agitation-Sedation Scale，RASS）评估意识水平（见表4-6-5）。

表4-6-5 镇静程度评估表（RASS）

名称	描述	得分
攻击性	好斗行为，暴力行为，当下就对其他人员构成威胁	4
极度躁动	拉扯或拔除引流管或导管，有攻击性	3
躁动	频繁的无目的的活动，与呼吸机对抗	2
烦躁不安	焦虑，但无强烈的攻击性	1
清醒且平静	清醒的自然状态	0
嗜睡	不完全清醒，但可被声音唤醒并维持清醒（睁眼／眼神接触大于等于10秒）	-1
轻度镇静	可被声音短暂唤醒并有眼神接触（小于10秒）	-2
中度镇静	对声音有反应或睁眼（但无眼神接触）	-3
重度镇静	对声音无反应，但对身体刺激有活动或睁眼	-4
不可唤醒	对声音或身体刺激均无反应	-5

注：如果评分为 -4 或 -5 则停止谵妄评估，若评分大于等于 -3 则继续进行谵妄评估。

五、预防和治疗

（一）预防

谵妄的预防要求消除诱因、针对危险因素，并强调多学科团队干预的非药物性预防方案。医务人员首先要全面评估患者，针对患者存在的具体危险因素，个体化地提供相应的多学科团队干预方案。谵妄的 NICE（英国国家卫生与临床优化研究所）指南是目前最权威的循证医学指南，提出了针对10条危险因素的综合性预防措施（见表4-6-6）。

表4-6-6 谵妄多学科综合预防措施

危险因素	相应的预防措施
认知功能和定向	1. 提供明亮舒适的环境，病房设置时钟和挂历，钟表和日期的数字要求大号数字 2. 反复介绍环境和人员，例如这里是哪里、你是谁、主管医护人员是谁等 3. 鼓励患者进行益智活动，例如打牌、下棋、拼图等 4. 鼓励患者亲属和朋友探访
脱水和便秘	1. 鼓励患者多饮水；不能保证饮水量的患者，则考虑予静脉滴注 2. 如患者需要限制入量时，需考虑相关专科的会诊意见并保持出入量平衡 3. 鼓励患者进食蔬菜、水果等高纤维素食，定时排便

续表

危险因素	相应的预防措施
低氧血症	1.及时发现评估患者低氧血症 2.监测患者的血氧浓度，保持氧饱和度大于90%
活动受限	1.鼓励患者术后尽早下床活动 2.为患者提供步行器 3.不能行走的患者，指导并鼓励其床上关节主动运动
感染	1.及时寻找病因并治疗感染 2.避免不必要的插管或管道长时间留置（如尿管等） 3.严格执行院内感染控制措施（如手卫生等）
多药共用	1.在临床药师的参与下，评估治疗药物 2.减少患者用药种类 3.避免服用会引起谵妄症状加重的药物（如哌替啶、抗精神病药物、苯二氮䓬类药物等）
疼痛	1.正确评估患者疼痛水平，对不能言语沟通的患者使用身体特征、表情等进行评估 2.对任何怀疑有疼痛的患者都要控制疼痛，避免治疗不足或过度治疗
营养不良	1.必要时在营养师的参与下改善营养不良 2.独立进食困难者，注意辅助喂食技巧
听力和视力障碍	1.帮助解决患者可逆的听觉和视觉障碍（如清除耳道耵聍） 2.向患者提供助听器或老花镜 3.检查助听器和眼镜处于正常状态
睡眠障碍	1.避免在夜间睡眠时间进行治疗护理活动 2.调整夜间给药时间，避免打扰患者睡眠 3.睡眠时间减少走廊的噪声

（二）治疗

1. 非药物治疗

（1）调位和行为干预：确保家庭成员与照护者的参与，将精神分裂症患者搬移至安静或离护士站近的房间，以便于对其进行监管。

（2）定向影响：及时显示日历、钟表和日程表，适量摆放家庭或个人物品（如照片、宗教艺术品等），鼓励患者多与人接触和交流，进行益智活动（如音乐游戏）。与患者交流时，应与患者的眼睛频繁接触，尽可能让患者戴眼镜或助听器，以纠正患者的感觉（如视力和听力）缺失。

（3）促进自主活动和独立生活能力：避免因生理学限制而导致的自我活

动能力下降、激惹行为增加和完善风险增加。鼓励患者自我照顾和做出决定。

（4）环境干预：包括固定房间、固定人员，并在夜间提供温和的灯光，以便照料患者，同时降低环境噪声。

2. 药物治疗

药物治疗的原则是单药治疗比联合药物治疗好；从小剂量开始；选择抗胆碱能活性低的药物；尽可能快地停药，主要纠正引起谵妄的潜在原因；持续应用非药物干预措施。

药物治疗仅限于患者出现激越行为，威胁到自身或他人安全，且经非药物治疗无效时。常用的可改善激越症状药物如下。

（1）氟哌啶醇：首选药物。该药抗胆碱能活性最低，且药效高，可以口服和肌内注射。氟哌啶醇起始剂量 0.5 ～ 1.0 mg 口服或注射，30 分钟后可重复给药，直到镇静；总负荷剂量 3 ～ 5mg，维持量是负荷剂量的 1/2，24 小时分次使用，待激惹行为缓解逐步减量。

（2）苯二氮䓬类：不建议将该药作为治疗谵妄的一线药物，因该类药物会增加过度镇静和加重急性精神状态改变，但可以用于伴有癫痫抽搐和乙醇或药物戒断症的患者。

（3）其他抗精神病药物：不建议使用，可增加患者的死亡率。

六、护理诊断

（1）有受伤害的危险：与谵妄发作时患者易激动、思维及行为紊乱，可能坠床、拔管有关。

（2）远期认知功能下降：与谵妄发生后可能继续影响认知功能有关。

（3）健康维护能力低下：与相关知识缺乏有关。

七、护理要点

（1）可参照评估量表判定患者有无谵妄（见表 4-6-4），每日监测并记录。

（2）保持居住环境安静，维持温湿度适宜，白天保持光线充足，夜间宜提供眼罩、耳塞等促进睡眠。尽量避免在夜间睡眠时间医护活动，调整夜间给药时间，避免打扰睡眠。

（3）病情允许时，协助早期适量活动。鼓励患者术后尽早下床活动，为患者提供步行器。

（4）采取措施预防跌倒（详见第四章第十一节"跌倒"）。

（5）使用柔和、清晰及简洁的语言与患者沟通。

（6）给予定向力、视听觉刺激及记忆力训练，解决患者可逆的听觉和视觉障碍。

（7）正确评估患者的疼痛水平，对任何怀疑有疼痛的患者都要控制疼痛，避免治疗不足或者过度治疗。

八、指导要点

（1）告知患者及家属谵妄的病因、诱发因素及预防措施。

（2）指导照护者做好日常生活护理。

（3）指导照护者在谵妄发生时勿强行纠正其言行。

（4）教会照护者预防患者误吸、跌倒、坠床及走失的措施。

九、注意事项

（1）发现有暴力和躁动等精神症状征兆者，及时报告医生。

（2）防止管路滑脱。

第七节　慢性疼痛

一、概述

（一）相关定义

1. 疼痛

疼痛是指组织损伤或潜在组织损伤所引起的不愉快感觉和情感体验。

2. 慢性疼痛

慢性疼痛是指持续时间超过 3 个月的疼痛。它与急性疼痛不同，急性疼痛是疾病的一个症状，而慢性疼痛本身就是一种疾病，如疱疹后遗神经痛、三叉神经痛等。据统计，80%～85%的65岁以上的老年人存在1种或1种以上诱发疼痛症状的疾病。老年慢性疼痛的发生率为25%～50%。慢性疼痛的老年人较非慢性疼痛的老年人更易出现激惹、抑郁等不良心理状态，导致整体生活质量下降。

（二）老年疼痛的流行病学特点

（1）持续性疼痛的发生率高于普通人群。

（2）骨关节炎、骨质疏松、痛风、脊椎骨折、脑卒中、外周血管疾病、外周神经病、风湿性多肌痛、癌痛等疾病发生率高。

（3）疼痛程度重，持续时间长。

（4）功能障碍与生活行为受限等症状明显增加。

二、临床表现及特点

（一）临床表现

慢性疼痛是老年人常见的病症。疼痛被认为是老年人器官老化及病变的一部分。老年人对慢性疼痛的忍耐，易引起慢性疼痛病症诊治的延误。持续的疼痛，可导致抑郁或残疾，影响生活质量。老年慢性疼痛多为急性疾患与急性损伤愈合超过1个月后仍持续存在或与慢性疾患病理过程有关的疼痛，其持续期或反复发作期可延续数月至数年。疼痛好发部位以背部、下肢、头面部居多。

（二）疼痛的特点

（1）老年患者常多种疾病共存，其中任何一种疾病都可以解释老年患者的症状。

（2）老年患者对疼痛反应不敏感，且精神因素也起了很大的作用，因此，他们会较少诉说疼痛的感觉和影响疼痛的因素。

（3）有些疾病的隐袭性可延误诊治，如风湿性多肌痛、非典型心绞痛。

（4）老年患者的疼痛由不可治愈性疾病引起的较为多见，如晚期癌症。

三、评估与观察要点

（1）了解患病情况、用药史、睡眠情况及活动能力。

（2）评估疼痛的部位、性质、程度、频次、持续时间、诱发因素及缓解情况。

（3）询问服用镇痛药物的种类、剂量及不良反应。

（4）评估疼痛耐受度、控制疼痛的意愿及疼痛对身体功能的影响。

（5）评估患者的心理、社会支持情况，对照护者的需求，以及照护者的能力。

四、评估方法

（一）疼痛部位评估

疼痛部位评估可由老年人用手直接在图表、身体部位上依次指出（表4-7-1）。

表4-7-1　老年患者常见的疼痛部位

疼痛部位	常见疾病
头颈部	三叉神经痛、丛集性头痛、颞动脉炎、颈椎骨性关节炎
关节	肩周炎、膝关节炎、髋关节炎，以及风湿、类风湿关节炎
腰背部	腰椎间盘突出症、腰椎管狭窄症、小关节炎、骨质疏松症、椎体压缩性骨折
四肢	周围神经病理性疼痛、外周血管病变、复杂性区域性疼痛综合征
心脏	心绞痛
躯体部	带状疱疹及后遗神经痛、糖尿病性神经痛、肋间神经痛
胃肠道	裂孔疝、慢性顽固性便秘、急慢性胆囊炎、肠激惹综合征

（二）疼痛强度的评估

1. **视觉模拟评分法**（Visual Analogue Scale，VAS）

VAS使用一条长约10 cm的游动标尺，一面标有11个刻度，两端分别为"0"分端和"10"分端，将疼痛的程度分别用0～10数字表示，0表示无痛，10代表最痛，患者根据自身疼痛程度在11个数字中挑选1个数字代表疼痛程度（表4-7-2）。

VAS疼痛评分标准（0～10分）如下：

0分：无痛。1～3分（轻度疼痛）：患者有轻微的疼痛，能忍受。4～6分（中度疼痛）：患者有疼痛并影响睡眠，尚能忍受。7～10分（难以忍受的剧烈疼痛）：患者有渐强烈的疼痛，疼痛难忍，影响食欲，影响睡眠。

此法适用于无意识障碍、语言表达正常的患者。该量表的最大的优点是操作简单，易于理解。但有的患者不适用，如手术后疼痛者，且有时患者不能完全理解该量表的意义。

表4-7-2　视觉模拟评分法（VAS）

0	1	2	3	4	5	6	7	8	9	10

无痛　　　　轻度疼痛　　　　　　中度疼痛　　　　难以忍受的剧烈疼痛

注：不向患者展示数字。

2. 语言分级评分法量表（Verbal Rating Scale，VRS）

VRS是由患者自述评价疼痛强度和变化的一种工具。常见的有4级评分、5级评分、6级评分、12级评分和15级评分。其中，临床上最常用的是5级评分法和6级评分法（见表4-7-3），分别为轻微的疼痛、引起不适感的疼痛、具有窘迫感的疼痛、严重的疼痛、剧烈的疼痛5级，以及无疼痛、轻度疼痛、中度疼痛、重度疼痛、剧烈疼痛、无法忍受的疼痛6级。该方法评分简单，不受患者教育水平和风俗习惯的影响，但精确度不够，不适合科研工作，仅适用于临床评估。

表4-7-3　语言分级评分法量表（VRS）

1. 4级评分法（VRS-4）
（1）无疼痛（0分）
（2）轻微疼痛（1分）
（3）中等疼痛（2分）
（4）剧烈疼痛（3分）
2. 5级评分法（VRS-5）
（1）轻微的疼痛（1分）
（2）引起不适感的疼痛（2分）
（3）具有窘迫感的疼痛（3分）
（4）严重的疼痛（4分）
（5）剧烈的疼痛（5分）

续表

3.6级评分法（VRS-6）
0级：无疼痛
1级：轻度疼痛，可忍受，能正常生活睡眠
2级：中度疼痛，适度干扰睡眠，需用镇痛药
3级：重度疼痛，干扰睡眠，需用麻醉镇痛剂
4级：剧烈疼痛，干扰睡眠较重，伴有其他症状
5级：无法忍受的疼痛，严重干扰睡眠，伴有其他症状或被动体位

3.面部表情分级评分表（Face Rating Scale，FRS）

FRS 是在模拟评分方法的基础上发展起来的，使用从无痛到剧痛 6 个不同表现等级的面容，简单易懂，较为客观，适用面相对较广。该方法干 1999 年开始用干临床评估。疼痛评估时要求患者选择一张最能表达其疼痛的脸谱。此评估法最适合老年人疼痛评估，是目前临床实践中比较实用的评估量表（见表 4-7-4）。

表4-7-4　面部表情分级评分表（FRS）

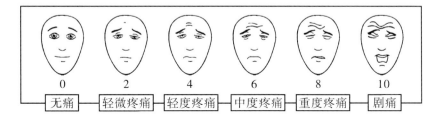

4.认知障碍患者的疼痛评估

轻度到中度痴呆患者，因为还可以讲话，通常能够自述疼痛的症状并对疼痛进行定位。严重认知功能障碍的患者，由于不能口头表述疼痛，因此对于为他们进行诊治的临床医生来说是一个很大的挑战。由于患者不能自己描述疼痛和要求应用镇痛剂，医生也会因为担心药物可能造成患者的智力情况恶化而不愿使用镇痛药物，因此医生只能依靠观察患者是否存在与疼痛相关的行为，以及患者的照护人员注意到的患者行为来判断。有认知功能障碍的老年人常见的疼痛行为见表 4-7-5。

表 4-7-5 有认知功能障碍的老年人常见的疼痛行为

行为	举例
面部表情	轻皱眉头；伤心，恐惧面孔；痛苦的表情，皱起眉头，闭上或紧闭眼睛；任何面部表情扭曲；快速眨眼
语言、发出声音	吸气，呻吟；发出哼哼声，发出单调的声音，大声叫喊；大声呼吸；请求帮助；漫骂
躯体活动	僵硬，紧张的身体姿势，肌肉紧张；烦躁不安；步速加快，来回摇摆；活动受限；步态或活动情况改变
与人交往改变	具有攻击性，好斗，拒绝照顾；社会活动减少；不恰当的社交行为，行为混乱；退缩
活动方式或活动常规发生改变	拒绝进食，食欲改变；休闲时间延长；睡觉，休息方式改变；突然停止每天的日常活动；迷路次数增多
精神状态改变	哭泣或流泪；神志混乱较前明显；易激惹或痛苦

五、治疗

对于老年慢性疼痛，患者除应积极进行原发疾病的治疗外，更应注重锻炼身体，合理饮食，保证充足的睡眠和休息，还可以采取适当的针灸、推拿和理疗等非药物治疗。对于新发的老年急性疼痛，患者应及时到附近的医院进行诊断与治疗，切不可因强忍而延误病情的诊治。如果老年患者在原有疼痛基础上出现新的疼痛或原有疼痛加重，应注意是否有恶性病变存在或发生的可能。可从几个方面来观察判断：疼痛程度加重且发展迅速；常用镇痛药物疗效不明显；夜间疼痛发作频繁；疼痛性质为放射性的根性疼痛；体质改变，如体重下降、发热、倦乏等；原有恶性疾病病史。发现以上情况应及时诊治，以免延误治疗。

1. 药物止痛

药物止痛主要包括非甾体类抗炎药、麻醉性镇痛药、抗抑郁药、抗焦虑药与镇静催眠药等。由于老年患者以慢性疼痛多见，因此药物止痛最好选择长效缓释剂。

（1）非甾体类抗炎药：为短期治疗炎症关节疾病（痛风）和急性风湿性疾病（风湿性关节炎）的主要药物。其中，对乙酰氨基酚（泰诺林）是用于缓解轻至中度肌肉骨骼疼痛的首选药物。

（2）阿片类镇痛药：适用于急性疼痛和恶性肿瘤引起的疼痛，对老年患者的止痛效果好，但老年患者常因间歇性给药而造成疼痛复发。此类镇痛药的副作用有恶心、呕吐、便秘、镇静和呼吸抑制，用药过程中应注意观察和处理。

（3）抗抑郁药：抗抑郁药物除抗抑郁效应外，部分还有镇痛作用，可用于治疗各种慢性疼痛综合征。

（4）其他药物：曲马多主要用于中等程度的各种急性疼痛和手术后疼痛，由于其对呼吸抑制作用弱，因此适用于老年患者的镇痛。

（5）外用药：临床上常用多瑞吉止痛贴（芬太尼透皮贴剂）等外用止痛，适用于不能口服的患者和已经应用大剂量阿片类镇痛药的患者。

2. 非药物止痛

非药物止痛可减少止痛药物的用量，改善患者的健康状况。冷热疗法、按摩、放松疗法、音乐疗法等均为有助于减轻疼痛的方法。

3. 运动锻炼

运动锻炼对于缓解慢性疼痛非常有效。运动锻炼可以增强骨承受负荷及肌肉牵张的能力，减缓骨质疏松的进程，帮助恢复身体的协调和平衡。运动锻炼在改善全身状况的同时，可调节情绪，振奋精神，缓解抑郁症状。

六、护理诊断

（1）急性疼痛/慢性疼痛：与组织损伤和反射性肌肉痉挛、继发于骨骼肌疾病、血管疾病、糖尿病、感染等有关。

（2）焦虑：与疼痛引起的紧张，担心治疗预后有关。

（3）抑郁：与长期慢性疼痛而对治疗丧失信心等有关。

（4）舒适度减弱：与疼痛有关。

（5）睡眠形态紊乱：与疼痛有关。

七、护理要点

（1）可参照评估量表判定疼痛程度（详见表4-7-2"视觉模拟评分法"及表4-7-4"面部表情分级评分表"）。

（2）根据疼痛的性质和程度采用药物和（或）非药物措施缓解疼痛。

①提供安静、温湿度适宜的环境。

②协助患者获取舒适体位，避免长时间同一体位过久，协助其翻身，纠正因慢性疼痛导致的不良姿势。教会患者使用疼痛评估方法。

③根据患者的需求、生活方式和喜好，采取和调整适宜的运动锻炼。

④运用心理疏导、放松、倾听及转移注意力的方法缓解疼痛；多与患者交流，引导患者通过想象、深呼吸、听音乐、按摩等方法，有意识地控制患者自身的生理心理活动，减轻疼痛。

⑤通过仪器刺激、冷疗、热疗、中医针灸按摩等方法，减轻患者的疼痛。

⑥遵医嘱给药，观察药物疗效及不良反应。要特别关注患者有无出现阿片类镇痛药物不良反应，如便秘、恶心、嗜睡、尿潴留、谵妄、认知障碍、呼吸抑制等。

（3）根据疼痛部位及程度给予生活照护。

（4）密切观察焦虑、抑郁者的自杀倾向，做好安全防范。

八、指导要点

（1）告知疼痛的原因及诱发因素。

（2）告知居家老年患者止痛效果不佳或疼痛加重时，须及时就诊。

（3）指导居家老年患者缓解疼痛的方法。

（4）教会居家老年患者自我评估和记录疼痛的方法。

（5）指导居家老年患者遵医嘱按时服用止痛药物。

九、注意事项

（1）首选非药物措施缓解疼痛。

（2）注意药物的戒断作用。

第八节　老年营养不良

一、概述

（一）相关定义

1. 老年营养不良

老年营养不良指在老年人群中，由能量、蛋白质和其他营养物质缺乏或过量所引起的组织、器官在形态、构成及功能的不良反应，包括营养不足和营养过剩。营养对维持健康有着重要的作用。合理的营养有助于改善老年人的营养状况，促进健康，预防慢性退行性疾病，提高生命质量，降低疾病的并发症和死亡率。国外有研究称，社区及居家老年人营养不良发生率为 15%，老年住院患者营养不良发生率为 62%，养老院老年人营养不良发生率为 85%。

2. 营养不足

营养不足通常指是由能量或蛋白质摄入不足、吸收障碍或过度损耗所造成的特异性营养缺乏症状。在许多文献中，营养不良仅仅表示营养不足，而不包括营养过剩。

3. 营养风险

营养风险是指与现存或潜在的营养因素相关，导致患者出现不利的临床结局的风险。

（二）老年人的营养需求

1. 热量

一般情况下 60 岁以上的老年人，在基础代谢方面下降，体力活动也相对减少。正常情况下推荐的能量摄入是 $25 \sim 30$ kcal/（kg·d），严重应激时推荐能量的摄入是 $35 \sim 40$ kcal/（kg·d）。

2. 蛋白质

老年人蛋白质的需要量不应低于成年人。健康老年人需要量是 $1.0 \sim 1.2$ g/（kg·d）。在肝肾功能正常情况下，合并有急慢性疾病的老年患者，可以达到 $1.2 \sim 1.5$ g/（kg·d），其中优质蛋白质不低于 50%。

3. 脂肪

脂肪的摄入不宜过多，占全天总能量的百分比宜在 20%～30%。

4. 碳水化合物

适当限制碳水化合物的摄入，一般占总能量的 50%～60%。

5. 维生素和微量元素

老年人食入营养均衡的膳食，则不需要补充额外的维生素及微量元素。而如果饮食量下降、饮食结构和饮食习惯改变，则容易造成维生素和微量元素缺乏，如常见维生素 B_1、B_6、B_{12}、C、D 及叶酸摄入不足。

6. 水量

推荐的老年人水摄入量是 30 ml/（kg·d）。

（三）影响老年人营养状况的因素

1. 身高、体重的变化

不论男女，体重的增长在 60 岁前达到高峰，之后有逐渐下降的趋势。随着年龄的增长，体重的减少以骨质流失和肌肉萎缩为主。大多数老年人体重的增长是以脂肪增长为主，多分布在腹部及内脏器官周围。

2. 口腔疾病

龋齿、牙周炎、牙齿松动及牙齿的缺失会引起咀嚼困难，从而增加营养失调的风险。随着年龄的增长，味觉、嗅觉逐渐减弱也会影响食欲。

3. 消化系统

老年人咀嚼及吞咽功能减退，胃肠道消化吸收功能减弱也会影响营养物质的吸收利用。

二、临床表现

老年人营养不良是临床综合征，涉及机体的各个器官及系统。其临床表现主要有精神萎靡、表情淡漠、全身乏力、反复感冒、逐渐消瘦等。

（一）体质量下降与逐渐消瘦

体质量下降和逐渐消瘦是营养不良的主要临床表现之一，也是一项易察觉、易监测的指标。以体质量和身高作为参数计算出的体重指数（BMI）平衡了个人身高差异，能够很好地反映个体的营养状况。目前，BMI 已作为筛选、评估和检测营养不良的一个特征指标，被纳入多种原因评估工具。

（二）肌肉力量下降

肌肉力量下降、自觉乏力是另一种老年人营养不良的常见临床表现。不同于体质量下降，肌力减弱往往不易察觉且不易量化，常常被忽视。

（三）日常生活活动能力下降

老年人营养不良常表现为活动无耐力、活动范围减少、日常生活能力下降甚至失能等，这些表现严重影响了老年患者的生活质量。

（四）特殊表现

老年人营养不良，可引起特殊表现。诸如眼睛干涩，经常看不清东西，皮肤干燥脱屑等，表明体内缺乏维生素 A；味觉减退，食欲缺乏，说明体内缺锌；牙龈出血，说明缺乏维生素 C；口角发红、唇部开裂、脱皮或拔发时无痛感，说明体内缺乏蛋白质、必需脂肪酸、微量元素铁和锌等。

三、评估与观察要点

（1）了解患病及用药情况。

（2）评估意识状态、吞咽能力、进食情况、饮食习惯、排便情况及活动能力。

（3）评估筛查营养风险（见表 4-8-3）。

（4）评估心理、社会支持情况及对营养治疗的接受程度。

四、评估方法

（一）老年营养风险筛查

1. 微型营养评定简表（MNA-SF）

MNA-SF 是在老年人营养不良风险评估表（MNA）的基础上简化而来的，共 6 项 14 分，得分 12 ～ 14 分表示营养状况良好，8 ～ 11 分表示存在营养风险，0 ～ 7 分表示营养不良（见表 4-8-1）。

表 4-8-1　微型营养评定简表（MNA-SF）

条目	描述	得分
1.过去 3 个月内有没有因为食欲不振、消化问题、咀嚼或吞咽困难而减少食量	0 分：食量严重减少 1 分：食量轻到中度减少 2 分：食量没有减少	
2.过去 3 个月内体重下降的情况	0 分：> 3kg 1 分：无法确认 2 分：1 ～ 3kg 3 分：体重没有下降	
3.活动能力	0 分：需长期卧床或坐轮椅 1 分：可以下床或离开轮椅，但不能外出 2 分：可以外出	
4.过去 3 个月内有没有受到心理创伤或患急性疾病	0 分：有 1 分：没有	
5.精神心理问题	0 分：严重智力减退或抑郁 1 分：轻度智力减退 2 分：没有精神心理问题	
6A.BMI（kg/m^2）	0 分：< 19 1 分：19 ≤ BMI < 21 2 分：21 ≤ BMI < 23 3 分：BMI ≥ 23	
6B. 小腿围（cm）	0 分：< 31cm 3 分：≥ 31cm	
总分		

注：无法测量 BMI 者（如长期卧床者），以问题 6B 代替 6A，如果已完成 6A，则不需要评估 6B；如果不能站直测量身高，以平展双臂的指距作为身高计算 BMI，小腿围测量仰卧位，即左膝弯曲 90°，卷起裤腿，露出左侧小腿，测量最宽的部位。

2. 营养风险筛查 2002（NRS 2002）

2002 年，欧洲肠外肠内营养学会（ESPEN）提出了以 NRS 2002 作为营养筛查工具，这是国际上第一个采用循证医学方法开发的营养筛查工具。NRS 2002 包括三个方面内容: 疾病严重程度部分、营养状况部分和年龄影响部分（年龄 ≥ 70 岁，加 1 分）。采用评分的方法对营养风险加以量化，存在营养风险的病人均需给予营养支持。NRS 2002 总分为 3 项评分相加，如总分 ≥ 3 分，则存在营养风险，应给予营养干预；如总分 < 3 分，则应每周进行 1 次营养风险筛查（见表 4-8-2）。

表 4-8-2　营养风险筛查 2002（NRS 2002）

评分	疾病严重程度	营养状况	年龄
0	—	正常营养状况	< 70 岁
1	髋骨骨折、慢性疾病有急性并发症、肝硬化、慢性阻塞性肺病、长期血液透析、糖尿病、一般恶性肿瘤	3 个月内体重丢失大于 5%；上周的食物摄入比正常需要量减少 25%～50%	≥ 70 岁
2	腹部大手术、脑卒中、重症肺炎、血液系统恶性肿瘤	2 个月内体重丢失大于 5%；体重指数在 18.5～20.5 之间，且基本营养状况差；上周的食物摄入量为正常食物需求量的 25%～50%	
3	颅脑损伤、骨髓移植、重症监护的病人 [急性生理学和慢性健康状况评价（APACHE）> 10]	1 个月内体重丢失大于 5%（3 个月内大于 15%）；体重指数小于 18.5 且基本营养状况差；上周的食物摄入量为正常食物需求量的 0%～25%	

（二）老年营养不良风险评估

《中国医院质量安全管理　第 2-29 部分：患者服务　临床营养》（T/CHAS 10-2-29—2020）由中国医院协会于 2020 年 10 月 23 日发布，于 2021 年 1 月 1 日起实施，老年人营养不良风险评估表作为附件收录其中。目前，对 65 岁及以上老年住院患者宜使用该标准进行营养状况评价（见表 4-8-3）。

表 4-8-3　老年人营养不良风险评估表（MNA）

科室名称 _____ 病历号 _____ 床位 _____ 筛查日期 _____
姓名 _____ 性　别：□男　□女　年龄 _____ 诊断 _____
1. 既往 3 个月内是否由于食欲下降、消化问题、咀嚼或吞咽困难而摄食减少？
　□ 0 分，严重的食欲下降；□ 1 分，轻度的食欲下降；□ 2 分，无食欲下降
2. 既往 3 个月内体重下降情况？
　□ 0 分，体重丢失超过 3kg；□ 1 分，丢失重量不清楚；
　□ 2 分，丢失在 1～3kg 之间；□ 3 分，无体重下降

续表

3.活动能力

□0分，需卧床或长期坐着；□1分，不依赖床或椅子，但不能外出；

□2分，能独立外出

4.在过去3个月内，是否遭受精神创伤或急性疾病？

□0分，是；□2分，否

5.神经精神问题

□0分，严重智力减退或抑郁；□1分，轻度智力减退；□2分，无精神问题

6.体重指数（BMI）

□0分，BMI＜19；□1分，19≤BMI＜21；□2分，21≤BMI＜23；□3分，

BMI≥23

注：因严重胸、腹水、水肿等无法得到准确BMI值时，可用第18问，即小腿围（≥31cm，

1分；＜31cm，0分）来替代。

7.生活自理（无护理或不住院）

□0分，否；□1分，是

8.每天服用3种以上的处方药

□0分，是；□1分，否

9.褥疮或皮肤溃疡

□0分，是；□1分，否

10.每日分几次进食完全部饭菜？

□0分，1餐；□1分，2餐；□2分，3餐

11.蛋白质摄入情况

每天至少1份（250 ml）奶制品（牛奶、奶酪、酸奶）？□是；□否

每周2份或更多的豆类或鸡蛋？□是；□否

每天进食肉、鱼或禽？□是；□否

□0分，0或1个"是"；□0.5分，2个"是"；□1分，3个"是"

12.每天进食2份或更多的水果或蔬菜？

□0分，否；□1分，是

13.每天饮水量（包括水、果汁、咖啡、茶、牛奶等）？

□0分，≤3杯以下（250 ml/杯）；□0.5分，3～5杯；□1分，＞5杯

14.喂养方式

□0分，无法独立进食；□1分，独立进食稍有困难；□2分，完全独立进食

15.自我评定营养状况

□0分，营养不良；□1分，不能确定；□2分，营养良好

16.与其他相同年龄的人群相比，对自身健康状况的认识如何？

□0分，太好；□0.5分，不清楚；□1分，好；□2分，较好

续表

17. 上臂围（MAC，cm） 　□ 0 分，MAC ＜ 21；□ 0.5 分，21 ≤ MAC ＜ 22；□ 1 分，MAC ≥ 22
18. 腓肠肌围／小腿围（CC，cm） 　□ 0 分，CC ＜ 31；□ 1 分，MAC ≥ 31
评估得分：＿＿＿＿＿＿分
评估结果：□ ＜ 17 分：营养不良；□ 17 ～ 23.5 分：营养不良风险
评　估　人：＿＿＿＿＿＿ 　　　　　　　　　　　　　　　　　　　　　　评估时间：＿＿＿＿＿＿

五、治疗

（1）饮食治疗：补充足够的蛋白质和能量；烹调时注意食物的色、香、味、美。

（2）控制原发病：对原发病所致的营养不良，应积极治疗原发病，以阻断恶性循环，增强患者的免疫力。

（3）药物治疗：一些药物有增加食欲和合成代谢的作用。常用的药物有抗抑郁药物、赛庚啶、甲地孕酮等。

六、护理诊断

（1）营养失调：低于机体需要量与味觉、嗅觉、食欲减退以及无能力获得食物有关。

（2）活动无耐力：与营养不良有关。

（3）健康维护能力低下：与营养知识缺乏和活动能力减弱有关。

七、护理要点

（1）提供良好的饮食环境，保持室内空气清新。

（2）提供清淡、细软及多样化的食物。食物要粗细搭配、松软、易于消化吸收，避免油腻、腌制、炸、烤食物，合理安排饮食。

（3）协助超重或肥胖者控制体重，提供奶、鸡蛋、瘦肉及豆制品等优质蛋白，减少动物油脂、高脂奶品及动物内脏等摄入，多吃蔬菜、水果。

（4）经口摄入不足者，调整饮食结构，增加食物摄入量；心肺肝肾功能正常者，基础补水量应为 30 ml/（kg·d）。

（5）必要时遵医嘱给予肠内营养或肠外联合肠内营养。肠内营养支持过程应评估患者肠内营养的耐受性（评估方法详见附录 7 "肠内营养耐受性评分"），及时识别并处理并发症。

（6）吞咽障碍者给予相应护理措施（详见附录 4 "进食训练"）。

八、指导要点

（1）告知营养不良的原因、危害及预防措施。

（2）指导居家老年患者及照护者正确制作和保存鼻饲饮食的方法。

（3）多做户外活动，维持健康体重。

九、注意事项

（1）误吸高风险者，床旁宜备负压吸引设备，做好防误吸的相关措施。

（2）社区可预约家庭出诊或门诊进行胃管的更换及维护。

第九节　尿失禁

一、概述

（一）尿失禁的定义

尿失禁是指由于膀胱括约肌的损伤或神经精神功能障碍而丧失排尿自控的能力，使尿液不受主观意志控制而自尿道口溢出或流出的状态。尿失禁常见于老年人，据统计，20% 左右的老年人受尿失禁的困扰，30% 老年人的尿失禁需急诊治疗。根据调查，15%～30% 的社区老年人，30% 的老年住院患者以及 50% 生活在养老机构中的老年人发生尿失禁，且女性的发病率高于男性。

（二）尿失禁的病因

1. 暂时性尿失禁的原因

患谵妄、尿道感染、萎缩性尿道炎、阴道炎或心力衰竭、糖尿病等疾病；

服用利尿药、胆碱能药、抗抑郁药、精神病药、镇静催眠药等药物；存在抑郁等不正常心理；存在活动受限、便秘等症状。

2. 已经形成尿失禁的原因

逼尿肌痉挛（或膀胱不自主收缩）、逼尿肌松弛、尿道口闭锁不全、下尿路梗阻功能性尿失禁。

二、分型及临床表现

（一）急迫性尿失禁

急迫性尿失禁指患者在因膀胱内病变引起膀胱收缩并产生强烈尿意的情况下，不能控制小便而使尿液流出。表现为伴有强烈尿意的不自主性漏尿。

（二）压力性尿失禁（真性尿失禁）

压力性尿失禁（真性尿失禁）又称"张力性尿失禁"，是指在没有膀胱逼尿肌收缩的情况下，由于腹内压的增加（如咳嗽、打喷嚏、运动、大笑、举提重物等）导致尿液不自主地从尿道流出，此时膀胱逼尿肌功能正常，而尿道括约肌或盆底及尿道周围的肌肉松弛，尿道压力降低，可在任何体位及任何时候发生。一般根据症状的轻重分为四度：Ⅰ度患者，咳嗽等腹内压增高时偶有尿失禁，可以正常参加社会活动；Ⅱ度患者，任何屏气及使劲时都有尿失禁，内裤常为尿浸湿，需更换；Ⅲ度患者，直立位时即有尿失禁，常浸湿外裤，有时尿液可能沿大腿流下，需用尿片；Ⅳ度患者，直立位时或平卧位时均有尿失禁，完全失去控制，需持续用尿片。

（三）充盈性尿失禁（假性尿失禁）

当膀胱不能完全排空时，经常处于充盈状态，压力增加导致尿液溢出。充盈性尿失禁的特点是尿液自动从高压区流向低压区，随着膀胱内压力降低与括约肌压力达到平衡而自动停止。

（四）功能性尿失禁

功能性尿失禁又称"反射性尿失禁"，是指在缺乏尿意情况下由于脊髓内异常反射活动引起的自发性漏尿。该类型常见于骶上中枢神经损害，一般无排尿感觉，伴逼尿肌反射亢进。

三、评估与观察要点

（1）了解患病情况、用药史及活动能力。

（2）评估膀胱容量及压力，尿失禁的类型、频次、程度及伴随症状。

（3）观察尿液的颜色、量及透明度。

（4）评估会阴部及肛周皮肤情况，判定有无尿路感染及失禁性皮炎等并发症。

（5）评估老年患者心理状况及对社会功能的影响。

（6）评估社会支持情况及照护者的能力与需求。

四、评估方法

选择合适的量表进行评估，能更全面地了解尿失禁症状、严重程度及其对患者生活质量的影响。

（一）国际尿失禁咨询委员会尿失禁问卷表简表（ICI-Q-SF）

ICI-Q-SF 是 2004 年国际尿控协会（ICS）强烈推荐的经过验证的问卷调查表简表，是以患者为主导的评估调查问卷，能够准确、可靠、真实地反映患者尿失禁的严重程度，可以帮助临床人员进行诊断，为选择合适的干预措施提供依据。为更全面地评估尿失禁的症状及其对生活质量的影响，建议使用该种问卷进行调查（见表4-9-1）。

表4-9-1　国际尿失禁咨询委员会尿失禁问卷表简表（ICI-Q-SF）

序号	评估项目	评估内容	评分	得分
1	您的出生日期	年　　月　　日		
2	性别	男　　女		
3	您溢尿的次数	从来不溢尿	0	
		一星期大约溢尿1次或者不到1次	1	
		一星期溢尿2次或3次	2	
		每天大约溢尿1次	3	
		一天溢尿数次	4	
		一直溢尿	5	

续表

序号	评估项目	评估内容	评分	得分
4	在通常情况下，您的溢尿量是多少（不管您是否使用了防护用品）	不溢尿	0	
		少量溢尿	2	
		中等量溢尿	4	
		大量溢尿	6	
5	总体上看，您的溢尿量是多少（不管您是否使用了防护用品）	从不溢尿	请用0（表示没有影响）到10（表示有很大影响）之间的某一数字进行评分	
		在睡着时溢尿		
6	什么时候发生溢尿（请在与您情况符合的那些空格打勾）	在活动或体育运动时溢尿		
		在没有明显理由的情况下溢尿		
		未能到达厕所就会有尿液漏出		
		在咳嗽或打喷嚏时溢尿		
		在小便完和穿好衣服时溢尿		
		在所有时间内溢尿		

ICI-Q-SF评分：把第3～5个问题所得的分数相加得出总分。总分范围为0～21分，代表患者症状的严重程度，分值越高症状越严重。0分：正常，无症状，不需要任何处理；1～7分：轻度尿失禁，不需要佩戴尿垫，到尿失禁门诊就诊或电话咨询，进行自控训练；8～14分：中度尿失禁，需要佩戴尿垫，到尿失禁门诊就诊进行物理治疗或住院手术治疗；15～21分：重度尿失禁，严重影响正常生活和社交活动，到专科医院或老年医院接受系统治疗

注：1.问题6可多选，但不计入问卷评分，目的是帮助临床医师进一步确定尿失禁的类型。患者咳嗽或打喷嚏时出现尿道口溢尿提示为压力性尿失禁，患者在所有时间均溢尿提示为真性尿失禁。

2.要求患者仔细回想近4周来的症状，对问卷进行填写。

（二）尿失禁影响问卷简版（IIQ-7）

《女性压力性尿失禁诊断和治疗指南（2017）》推荐使用尿失禁影响问卷简版（IIQ-7）评估尿失禁对患者生命质量的影响。该量表由国际尿失禁咨询委员会（ICI）于2005年提出，是目前国际盆底功能障碍性疾病研究中应用最广泛的尿失禁特殊生活质量问卷之一，共7个条目，得分越高，提示影响程度

越重（见表4-9-2）。

表4-9-2　尿失禁影响问卷简版（IIQ-7）

下面这些问题涉及您生活的几个方面，它们可能受到了尿失禁的影响或因尿失禁而改变。尿失禁可能影响到您的一些日常活动、人际关系或者个人情绪，请在每道题的后面把最符合您自身情况的选项勾出来，本问卷结果及个人信息将绝对保密。尿失禁是否影响到您：

内容	没有影响（分）	有一点儿影响（分）	相当影响（分）	非常影响（分）
1. 做家务事，例如做饭、打扫、洗衣服	0	1	2	3
2. 体力活动，例如散步、游泳或者其他体育锻炼	0	1	2	3
3. 娱乐活动，例如看电影或者去听音乐会之类的	0	1	2	3
4. 乘汽车或公交离家30分钟以上	0	1	2	3
5. 对家庭以外社交活动的参与程度	0	1	2	3
6. 情感健康，例如神经紧张或情绪低落之类的	0	1	2	3
7. 感到沮丧	0	1	2	3

注：总分范围为0～21分，代表影响患者症状的严重程度，分值越高，影响程度越重。

（三）评估尿失禁类型问卷

疑似尿失禁时，采用评估尿失禁类型问卷，判断有无压力性尿失禁（见表4-9-3）。

表4-9-3　评估尿失禁类型问卷

问题	选项
1. 在过去3个月内，您是否有过漏尿（包括很小量的）	□有（继续作答） □无（问卷调查结束）
2. 在过去3个月内，您是在以下什么情况下漏尿（可多选）	A. 正在进行某种活动，例如咳嗽、打喷嚏、提重物、运动时 B. 急切想要排尿时，来不及上洗手间 C. 没有身体活动或急迫的感觉

注：第2个问题选项为A时，视为存在压力性尿失禁。

（四）压力性尿失禁临床症状主观分度法（Ingelman-Sundberg分度法）

评估和记录尿失禁的严重程度时，采用压力性尿失禁临床症状主观分度法（Ingelman-Sundberg分度法）见表4-9-4。

表4-9-4 压力性尿失禁临床症状主观分度法

严重程度	临床表现
轻度	尿失禁发生在咳嗽、打喷嚏时，不需使用尿垫。
中度	尿失禁发生在跑跳、快步行走等日常活动时，需要使用尿垫。
重度	轻微活动、平卧体位改变时发生尿失禁。

（五）1小时尿垫试验

对于中重度患者，宜采用1小时尿垫试验，评估和记录漏尿的严重程度（见表4-9-5）。

表4-9-5 1小时尿垫试验

严重程度	漏尿量
轻度	1小时漏尿量≤1g
中度	1g＜1小时漏尿量≤10g
重度	10g＜1小时漏尿量＜50g
极重度	1小时漏尿≥50g

五、治疗

（1）已经形成的尿失禁的治疗见表4-9-6。

表4-9-6 已经形成的尿失禁的治疗

病因	类型	治疗
遍尿肌痉挛	急迫性	膀胱训练或促进排尿；如无药物禁忌，应用营养抗胆碱能药（奥西布宁）或钙通道阻滞剂为膀胱弛缓剂
尿道口闭锁不全	压力性	骨盆底肌肉锻炼、减肥、利用生物反馈作用或阴道圆锥细胞可有效治疗轻度至中度病例；治疗咳嗽或萎缩性阴道炎；若无药物禁忌，应用丙咪嗪（或多塞瓶）或α-肾上腺素能药物或雌二醇

续表

病因	类型	治疗
下尿路梗阻	急迫性、充盈性	调整液体入量，膀胱训练或促进排尿；若无药物禁忌，应用α－肾上腺素能抑制剂，如哌唑嗪、索洛新、特拉唑嗪；应用膀胱弛缓剂；应用非那司提；考虑手术治疗，均有效
逼尿肌松弛	充盈性	若有可能治疗潜在疾病，如便秘；双倍排尿或压迫耻骨弓上；如以上均无效，应用导管
运动受限	功能性	解决功能性问题，如提供便桶

（2）短暂性的尿失禁的治疗见表4-9-7。

表4-9-7　短暂性尿失禁的治疗

病因	治疗
谵妄	治疗潜在疾病
运动受限	治疗急性关节炎，物理疗法及职业治疗
泌尿系感染	抗生素
药物	终止或减少用药
多尿症	治疗糖尿病及高钙血症
粪便嵌塞/便秘	治疗便秘

六、护理诊断

（1）社会交往障碍：与尿频、异味引起的不适、困窘和担心等有关。

（2）知识缺乏：缺乏尿失禁治疗、护理及预防等知识。

（3）有皮肤完整性受损的危险：与尿液刺激局部皮肤、辅助用具使用不当等有关。

七、护理要点

（1）针对不同程度、不同类型尿失禁患者，采取不同的干预措施。针对轻度患者，指导其使用尿垫，改变不良生活方式并进行盆底肌功能训练；针对中度患者，建议到专科医院就诊，制订如厕计划并进行膀胱训练和盆底肌功能训练；针对重度患者，建议到专科医院手术治疗。

（2）制订饮水计划，保证每日饮水量在 1500～2000 ml，尽量白天饮水，睡前 2～4 小时限制饮水。

（3）严格掌握导尿指征，尽可能避免留置尿管，必要时使用无菌间歇导尿；长期尿失禁患者，可留置导尿管，定时排尿，避免尿液浸渍皮肤。留置尿管者，保持尿管通畅，防止尿路感染。

（4）按照会阴护理技术操作规程做好会阴部皮肤清洁，保持会阴部皮肤清洁、干燥；协助定时更换纸尿裤、集尿器及尿垫，必要时涂抹润肤剂，预防失禁性皮炎。

（5）指导患者掌握使用便器的方法，便器放于患者方便取用的地方。

（6）保持床单位清洁、平整及干燥。

（7）社区可预约家庭出诊或门诊进行尿管的更换及维护。

八、指导要点

（1）教会盆底肌群训练的方法（详见附录 8"盆底肌训练"）。

（2）改变生活方式，对于体重指数 > 30 kg/m² 的患者，应与其共同制订减轻体重计划，为吸烟者提供戒烟干预策略；增加膳食纤维，减少咖啡类饮料及刺激性食物的摄入，戒酒。

（3）制订排尿时间计划，及时帮助尿失禁老年人排尿，避免膀胱突发性充盈而出现尿失禁。指导排便困难患者定时排便，告知其排便时勿过度用力。

（4）指导患者减少或避免提重物、大笑、跑跳、快步行走等动作。

（5）教会照护者会阴部皮肤护理的方法。

九、注意事项

（1）避免使用碱性皂液清洗会阴部。

（2）早期识别和处理失禁性皮炎。

第十节 便秘

一、概述

（一）便秘的定义

便秘是指排便次数减少、粪便干硬和（或）排便困难。排便次数减少是指每周排便次数少于3次。每周排便超过3次，但每次排便量很少或排不出，粪便干硬，排出困难，伴不适感，也是便秘。排便困难包括排便费力、排出困难、排便不尽感、排便费时及需手法辅助排便，慢性便秘的病程≥6个月。随着饮食结构的改变、心理社会因素的影响、老年人慢性病的多重用药等因素，老年便秘患病率不断上升。如精神紧张、压力大、失眠等，与无此症状的老年人相比，便秘发生的危险性要增加30%～60%。欧美等西方国家报道老年人便秘患病率为24%～50%；我国的报道数据各地差异较大，在3%～25%之间。

（二）便秘的危险因素

（1）不良的生活习惯：生活不规律，久坐不动，缺少运动。

（2）不良的排便习惯：不重视便意，忍便，排便时精力不集中。

（3）不良的饮食习惯：饮水少，食物中缺少蔬菜、水果及粗纤维，进食量过少，摄入过多的刺激性食物等。

（4）精神心理因素：失眠、抑郁和焦虑状态等。

（5）疾病的影响：甲亢、甲减、糖尿病、营养不良、高钙血症等。

（6）医源性因素：药物、长期卧床、长期制动、盆腔手术等。

二、分型及临床表现

（一）器质性便秘

器质性便秘是由于脏器的器质性病变引起的便秘，可由结肠、直肠肿瘤导致的肠腔狭窄引起。痔、肛裂、肛周脓肿和瘘管等引起的便秘也较常见。较少见的情况，如先天性巨结肠、结肠冗长、直肠膨出等，内分泌和代谢性疾病如糖尿病、甲状腺功能减退、尿毒症等，神经系统疾病和肌肉疾病如脑血管疾病、痴呆、帕金森病、脊髓损伤、皮肌炎、硬皮病等，都能引起便秘。

（二）药物性便秘

老年人常多病共存、多重用药，因此药物引起的便秘更为常见。钙拮抗剂等抗高血压药物、利尿剂、单胺氧化酶抑制剂、抗抑郁药、抗癫痫药、抗精神病药、解痉药、阿片类镇痛药、拟交感神经药、含铝或钙的抗酸药、钙剂、铁剂、止泻药等都能引起便秘。

（三）功能性便秘

功能性便秘是指缺乏器质性病因，没有结构异常或代谢障碍，又除外肠易激综合征的慢性便秘。功能性便秘患者可以有粪便坚硬、排便困难、便不尽感和便次减少等表现。

（四）便秘的并发症

（1）粪便嵌塞：粪便持久滞留堆积在直肠内，坚硬不能排出。

（2）粪瘤与粪石：粪质长期滞留在结肠形成坚硬的粪块称粪瘤，粪瘤钙化形成粪石。

（3）粪性溃疡：粪块的滞留、粪石的嵌塞，可刺激结肠黏膜而成溃疡；易发生在直肠、乙状结肠，其次为横结肠，因此又称"宿便性溃疡"。

（4）大便失禁：持续便秘形成了粪块的阻塞，由于粪块不能继续运行，上段肠管内的静止粪便被肠管内微生物液化为粪水，这些粪水通过阻塞粪块而流到直肠末端，加之肛门内、外括约肌的舒缩功能下降，缺乏灵敏的调节，致使粪液从肛门流出，造成大便失禁。

（5）直肠脱垂：轻度者仅发生在排便时，还可自行还纳；患病日久，可造成肠黏膜糜烂、溃疡出血、黏液渗出，肛门功能失调。

三、评估与观察要点

（1）了解患病情况、用药史、饮食习惯及活动能力。

（2）评估便秘的临床表现、排便间隔时间、伴随症状及诱发因素。

（3）评估心理、社会支持情况及照护者的能力与需求。

四、评估方法

常用的便秘评估量表有 Wexner 便秘评分量表、便秘患者生活质量量表（PAC-QOL）、功能性便秘的罗马Ⅲ诊断标准等。

（一）Wexner 便秘评分量表

Wexner 便秘评分量表见表 4-10-1。

表 4-10-1　Wexner 便秘评分量表

分值	0 分	1 分	2 分	3 分	4 分
大便次数	1～2 次/1～2 天	2 次/周	1 次/周	＜1 次/周	＜1 次/月
排便时很痛苦	从不	很少	有时	常常	总是
不完全排空感	从不	很少	有时	常常	总是
腹痛	从不	很少	有时	常常	总是
每次排便时间（分钟）	＜5	5～10	10～20	20～30	＞30
协助排便类型	没有协助	刺激性泻药	手指排便或灌肠	—	—
每 24 小时排便不能成功的次数	从不	1～3	3～6	6～9	＞9
便秘持续时间（年）	0	1	2	3	4

注：量表最高分 30 分，最低分为 0 分；评分越高，提示便秘程度越重。

（二）便秘患者生活质量量表（PAC-QOL）

PAC-QOL 见表 4-10-2。

表 4-10-2　便秘患者生活质量量表（PAC-QOL）

PAC-QOL 是反映过去 2 周内便秘对您日常生活的影响，请根据每个问题选择回答。

下列问题与便秘的症状有关。过去 2 周内，下面症状的严重程度和强度	一点也不 0 分	有一点 1 分	一般 2 分	比较严重 3 分	非常严重 4 分
1. 感到腹胀					
2. 感到身重					

续表

下列问题关于日常生活。过去的2周内有多少时间	没有时间	偶尔	有时	多数时间	总是
	0分	1分	2分	3分	4分
3.感到身体不舒服					
4.有便意但排便困难					
5.与他人在一起会不自在					
6.因为便秘吃的越来越少					

下列问题关于便秘与日常生活。过去2周内，下面问题的严重程度和强度	一点也不	有一点	一般	比较严重	非常严重
	0分	1分	2分	3分	4分
7.必须关心吃什么					
8.食欲下降					
9.担心不能随意选择食物(如在朋友家)					
10.出门在外，因在卫生间时间太长而感到不自在					
11.出门在外，因频繁去卫生间感到不自在					
12.总是担心改变生活习惯（如旅行、外出等）					

下列问题关于便秘的感觉有关。过去2周内，下列症状出现的时间频率	没有时间	偶尔	有时	多数时间	总是
	0分	1分	2分	3分	4分
13.感到烦躁易怒					
14.感到不安					
15.总是困扰					
16.感到缺乏自信					
17.感到生活失去控制					

下列问题关于便秘的感觉有关。过去2周内，下面问题的严重程度和强度	一点也不	有一点	一般	比较严重	非常严重
	0分	1分	2分	3分	4分
18.为不知何时排便而担心					
19.担心不能够排便					
20.因不排便而影响生活					

续表

下列问题关于满意度。过去2周内，下面问题的严重程度和强度	很满意	比较满意	一般	有点不满意	很不满
	0分	1分	2分	3分	4分
21.对排便次数满意吗？					
22.对排便规律满意吗？					
23.对食物经过肠道的时间满意吗？					
24.对以往治疗满意吗？					

注：评价标准为较差（0～4分），较好（5～8分），好（9～12分），特别好（13～16分）。

（三）便秘患者症状自评量表（PAC-SYM）

PAC-SYM 见表 4-10-3。

表 4-10-3 便秘患者症状自评量表（PAC-SYM）

症状		无此症状（0分）	轻微（1分）	中等程度（2分）	严重（3分）	非常严重（4分）
粪便症状	粪质坚硬					
	粪量少					
直肠症状	排便次数减少					
	排便费力					
	排便疼痛					
	排便不尽感					
	有便意而难以排出					
	直肠出血或撕裂					
	直肠烧灼感					
腹部症状	胃痛					
	胃部痉挛疼痛					
	腹部胀满					

注：该量表包含3个维度、12个条目，即粪便症状、直肠症状和腹部症状。采用 Likert 5级评分法，将"无此症状""轻微""中等程度""严重""非常严重"分别赋予0～4分，各维度得分为该维度所有条目的平均分，总分为所有条目的平均分，得分越高表示便秘症状越重。通过调查病人近2周内的便秘症状，评估便秘的严重程度和疗效。

（四）功能性便秘的罗马Ⅲ诊断标准

功能性便秘的罗马Ⅲ诊断标准见表4-10-4。

表4-10-4　功能性便秘的罗马Ⅲ诊断标准

1. 必须符合以下2项或2项以上
（1）至少25%的排便感到费力
（2）至少25%的排便为干球状便或硬便
（3）至少25%的排便有肛门直肠阻塞或梗阻感
（4）至少25%的排便需要手法帮助（如用手指助便、盆底支持）
（5）便次＜3次/周
2. 在不使用泻药时很少出现稀便
3. 没有足够的证据诊断肠易激综合征（IBS）

注：诊断之前症状出现至少已有6个月，且近3个月症状符合以上诊断标准。

（五）便秘症状的评估

通过对便秘症状的评估，详细询问病史，了解患者便秘的症状及严重程度，包括病程时间、伴随症状及近3个月排便频率、排便费力感、排便不尽感、粪便性状、排便梗阻或阻塞感、排便费时、手法辅助排便、使用通便药物等（见表4-10-5）。

表4-10-5　便秘症状的评估

病程	半年以内	半年至2年	2～5年	5年以上
腹胀、腹痛	无	每月1～3次	每周1次	每周1次以上
腹胀、腹痛是否与排便有关	否		是	
每周自发排便频次	不排便	每周1～2次	每周3～6次	至少每天1次
排便费力感	几乎不	＜25%	25%～50%	＞50%
排便有不尽感	几乎不	＜25%	25%～50%	＞50%
排便为干球状便或硬便	几乎不	＜25%	25%～50%	＞50%
排便有肛门直肠梗阻/堵塞感	几乎不	＜25%	25%～50%	＞50%

续表

病程	半年以内	半年至 2 年	2～5 年	5 年以上
排便需要手法辅助（如用手指协助排便，盆底支持）	几乎不	< 25%	25%～50%	> 50%
使用通便药物	几乎不	有时	经常	—
不用泻药时出现稀便	几乎不	< 25%	25%～50%	> 50%

注：以上为近 3 个月的症状。

五、治疗

（一）药物治疗

（1）容积性通便剂：如麦麸、欧车前等；通过在肠内吸收水分，增加粪便含水量和粪便体积，引起缓和的通便作用和导泻作用。服用后一至数天内即可起效，可长期服用，服用时应多喝水。此类药物主要适用于轻度便秘患者，大剂量可能导致严重腹胀。

（2）渗透性泻剂：如聚乙二醇电解质散、乳果糖、盐类泻药（如硫酸镁）、甘露醇等可在肠内形成高渗状态，吸收水分，增加粪便体积，刺激肠道蠕动，适用于轻、中度便秘患者，可长期应用，但不适于暂时性便秘的迅速通便治疗。

（3）刺激性泻剂：包括比沙可啶、酚酞、蒽醌类药物、蓖麻油等，是应用最多、最广泛的泻药。其作用强而迅速，作用于肠神经系统，使肠道蠕动加快和分泌增加而引起排便。对于长期持续便秘患者，可短期、间断应用，能迅速缓解症状，但不可长期应用，因其可能加重便秘，形成药物依赖，从而增加老年人患结肠癌的风险。

（4）润滑性泻剂：主要是一些灌肠剂和栓剂，如液状石蜡、甘油灌肠剂、开塞露、多库酯钠等，可润滑并刺激肠壁，软化粪便，使其易于排出。适用于粪便干硬、粪便嵌塞、排出比较困难患者的临时使用。

（5）其他：促动力药物普芦卡必利和微生态制剂（如整肠生、双歧杆菌四联活菌等）。

（二）生物反馈疗法

生物反馈疗法是根据条件反射原理建立起来的一种治疗方法，包括气囊生物反馈法和肌电生物反馈法，是一种以意念去控制机体功能的训练。生物反馈训练是盆底功能障碍所致便秘的有效治疗方法，能持续改善患者的便秘症状、心理状况和生活质量。其方法是将特制的测压器插入肛门内，通过仪器的显示器可获得许多信息，包括肛门括约肌的压力、直肠顺应性、肛门、直肠处的感觉敏感性等，使患者自己感觉何时可有排便反应，然后再次尝试这种反应，启发排便感觉，以达到排出粪便的目的。

（三）手术治疗

真正需要外科手术治疗的慢性便秘患者极少数，多见于先天性巨结肠、成人巨结肠、继发性巨结肠等患者。术后也必须重视采取非手术治疗的措施以巩固治疗效果，防止复发。

六、护理诊断

（1）便秘：与老化、活动减少、不合理饮食、药物副作用等有关。

（2）焦虑：与患者担心便秘并发症及其预后有关。

（3）舒适度降低：与排便时间延长、排便困难、便后无舒畅感等有关。

（4）知识缺乏：缺乏合理饮食、健康生活方式及缓解便秘方法等相关知识。

七、护理要点

（1）协助采取非药物措施改善便秘。

①给予含润肠通便效果的食物，每日饮食粗细搭配；摄入充足的膳食纤维，每日摄入 25 g 以上。蔬菜类如芹菜、韭菜等；粗粮如红薯、紫薯、玉米等；水果类如苹果、香蕉等。

②适当增加饮水量，基础补水量为 30 ml/（kg·d）。老年人应养成定时和主动饮水的习惯，不要等感觉口渴时才饮水。建议晨起空腹饮水 200 ml。

③协助增加每日活动量，避免久坐、久卧。协助老年人合理运动，如散步、拳操等。对于卧床患者，协助坐起、站立，指导进行腹肌、腰肌锻炼，缩肛运动，每天给予 2～3 次的腹部按摩，刺激肠道，促进排便。

④遵医嘱配合仪器辅助治疗便秘。

（2）提供隐蔽的排便环境及充足的排便时间。

（3）遵医嘱应用药物等辅助排便。

①有便意但无力排出者，用开塞露 20～40 ml 或甘油栓剂、灌肠等方法肛内给药。

②粪便干硬者，协助取左侧卧位，戴手套，在手套上涂润滑油，轻轻将食指、中指插入直肠，掏出粪便。

③严重便秘者，遵医嘱给予灌肠。

④严重腹胀者，遵医嘱给予肛管排气。

八、指导要点

（1）告知有痔疮或肛裂者，排便前涂润滑油，以减少排便疼痛。

（2）指导养成定时排便的习惯，与患者共同制定的按时排便表，利于生理规律建立排便条件反射,每天定时排便。排便时集中注意力,减少外界因素的干扰。

（3）少吃刺激性食物，如以煎炸熏烤等方式制成的食物及辣椒、大蒜、姜等刺激性食物。

九、注意事项

（1）心力衰竭、肾功能衰竭、胸腔积液及腹水者，饮水量应遵医嘱执行。

（2）勿用力排便，警惕引发心绞痛、心肌梗死及脑卒中等意外。

第十一节　跌倒

一、概述

（一）跌倒的定义

跌倒，是出现突然发生的、不自主的、非故意的体位改变而倒在地上或更低的平面上的行为。跌倒包括 2 类：从一个平面至另一个平面的跌落；同一平面的跌倒。

（二）跌倒的危险因素

跌倒的原因分为内在危险因素和外在危险因素 2 大类。

1. 内在危险因素

内在危险因素是主要来源于患者本身的因素，通常不易察觉且不可逆转，需仔细询问方可获知。

（1）生理因素。

①中枢神经系统：老年人智力、肌力、肌张力、感觉、反应能力、反应时间、平衡能力、步态及协同运动能力降低，使跌倒的危险性增加。

②感觉系统：老年人的视力、视觉分辨率、视觉的空间/深度觉及视敏度下降；老年性传导性听力损失、老年性耳聋甚至耳垢堆积影响听力，老年人很难听到有关跌倒危险的警告声音；老年人触觉下降，前庭功能和本体感觉退行性改变，导致老年人平衡能力降低，从而增加跌倒的危险性。

③步态：步态的稳定性下降也是引发老年人跌倒的主要原因。老年人缓慢踌步行走，造成步幅变短、行走不连续、脚不能抬到一个合适的高度。

④骨骼肌肉系统：老年人骨骼、关节、韧带及肌肉的结构、功能损害和退化是引发跌倒的常见原因。老年人骨质疏松会增加与跌倒相关的骨折发生率，尤其是跌倒导致的髋部骨折。

（2）病理因素。

①神经系统疾病：脑卒中、帕金森病、脊椎病、小脑疾病、前庭疾病、外周神经系统病变等。

②心血管疾病：直立性低血压、脑梗死、小血管缺血性病变等。

③影响视力的眼部疾病：白内障、偏盲、青光眼、黄斑变性等。

④心理及认知因素：痴呆、抑郁症等。

⑤其他：晕厥、眩晕、惊厥、偏瘫、足部疾病及足或脚趾的畸形等，都会导致神经反射时间延长和步态紊乱；感染、肺炎及其他呼吸道疾病、血氧饱和度下降、贫血以及电解质平衡紊乱会导致机体的稳定能力受损；老年人泌尿系统疾病或其他伴随尿频、尿急、尿失禁等症状的疾病，常使老年人如厕增加或发生排尿性晕厥等而增加跌倒的危险。

（3）药物因素。

一些药物通过影响人的意识、精神、视觉、步态、平衡等方面而容易引起跌倒。可能引起跌倒的药物：精神类药物，如抗抑郁药、抗焦虑药、催眠药、抗惊厥药等；心血管药物，如降压药、利尿药、血管扩张药等；其他药物，如降糖药、非甾体类抗炎药、镇痛剂、多巴胺类药物、抗帕金森病药等。

（4）心理因素。

沮丧、抑郁、焦虑、情绪不佳及其导致的社会隔离等均可增加跌倒的危险。沮丧可能会削弱老年人的注意力，潜在的心理状态混乱也与沮丧相关，都会导致老年人对环境危险因素的感知和反应能力下降。另外，害怕跌倒也使行为能力降低、活动受限，影响步态和平衡能力，从而增加跌倒的危险。

2. 外在危险因素

与内在危险因素相比，外在危险因素更容易控制。

（1）环境因素。

①室内环境因素：昏暗的灯光，湿滑、不平坦的地面，障碍物，不合适的家具高度和摆放位置，楼梯台阶和卫生间没有扶栏、把手等都可能增加跌倒的危险等。

②户外环境因素：台阶和人行道缺乏修缮、雨雪天气、拥挤等都可能引起老年人跌倒。

③个人环境：居住环境发生改变、不合适的穿着和行走辅助工具、家务劳动（如照顾小孩）等。

（2）社会因素。

老年人的教育和收入水平、卫生保健水平、享受社会服务和卫生服务的途径、室外环境的安全设计，以及老年人是否独居、与社会的交往和联系程度等都会影响其跌倒。

二、评估与观察要点

（1）了解患病情况、跌倒史及用药史。

（2）评估意识状态、视力、步态、肌力、平衡及活动能力。

（3）评估居住环境的安全性及辅助用具使用情况。

（4）评估照护者对跌倒风险及预防的认知、照护者的能力与需求。

三、评估方法

根据 2013 年更新的英国国家卫生与保健研究所指南建议，对所有 > 65 岁的老年住院患者均应进行全面的跌倒风险因素评估。评估工具包括老年人跌倒风险评估量表（FRASE）、摩尔斯跌倒风险评估量表（MFS）、托马斯跌倒风险评估量表（STRATIFY）等。

（一）老年人跌倒风险评估量表（FRASE）

FRASE 由 Cannard 等专家于 1996 年为评估老年患者跌倒风险而开发研制，是一个专用于老年住院患者跌倒风险的评估工具。该量表内容简洁容易理解，使用方便，易于被老年人接受，目前已在英国老年人当中广泛使用。FRASE 包括 8 个维度、35 个子条目，每个条目得分权重分别设定为 1 分、2 分和 3 分。各项子条目累计得分，最后总得分为 0 ~ 53 分。FRASE 需由专门接受过培训的人员来完成，既可用于社区老年跌倒的风险筛查，也可用于医疗机构中老年跌倒风险的评估（见表 4-11-1）。

表 4-11-1　老年人跌倒风险评估量表（FRASE）

条目	权重	得分	条目	权重	得分
运动	（分）		睡眠情况	（分）	
步态异常 / 假肢	3		多醒	1	
行走需要辅助设施	3		失眠	1	
行走需要旁人帮助	3		夜游症	1	
跌倒史			用药史		
有跌倒史	2		新药	1	
因跌倒住院	3		心血管药物	1	
精神不稳定状态			降压药	1	
谵妄	3		镇静、催眠药	1	
痴呆	3		戒断治疗	1	
兴奋 / 行为异常	2		糖尿病用药	1	
意识恍惚	3		抗癫痫药	1	
自控能力			麻醉药	1	
大便 / 小便失禁	1		其他	1	

续表

条目	权重	得分	条目	权重	得分
运动	（分）		睡眠情况	（分）	
频率增加	1		相关病史		
保留导尿	1		精神科疾病	1	
感觉障碍			骨质疏松症	1	
视觉受损	1		骨折史	1	
听觉受损	1		低血压	1	
感觉性失语	1		药物 / 乙醇戒断	1	
其他情况	1		缺氧症	1	
			年龄 80 岁及以上	3	
评分标准：1～2 分为低危；3～9 分为中危；10 分及以上为高危					

FRASE 评估结果判定：得分越高发生跌倒的风险就越大。若计分为 0 分，表示患者年龄＜ 80 岁，精神平静，步态正常，可自己行走，在 3 个月内未发生过跌倒，大小便正常，听力、视力及其他感觉正常，睡眠佳，无用药史及相关病史。但应注意的是，即使评分为 0 分也不意味完全不可能发生跌倒，住院患者都有发生跌倒的风险，而评估的目的是识别中、高风险患者并根据不同风险级别制定出有针对性的跌倒风险干预措施。

（二）摩尔斯跌倒风险评估量表（MFS）

MFS 由美国宾夕法尼亚大学的 Janice Morse 教授于 1989 年研制而成的，是专门用于预测跌倒发生风险的量表。此量表在美国、加拿大等国家已被广泛应用于临床，在我国香港、广东等地区也被临床推荐使用，且被证明有较好的信效度（见表 4-11-2）。

表 4-11-2　摩尔斯跌倒风险评估量表（MFS）

项目	评价标准	评分	得分
1. 跌倒史	近 3 个月内无跌倒史	0	
	近 3 个月内有跌倒史	25	
2. 超过 1 个医学诊断	没有	0	
	有	15	

续表

项目	评价标准	评分	得分
3.行走辅助	不需要/完全卧床/有专人扶持	0	
	拐杖/手杖/助行器	15	
	依扶家具行走	30	
4.静脉滴注/置管/使用特殊药物	没有	0	
	有	20	
5.步态	正常/卧床休息/轮椅代步	0	
	虚弱乏力	10	
	平衡失调/不平衡	20	
6.认知状态	了解自己能力，量力而行	0	
	高估自己能力/忘记自己受限制/意识障碍/躁动不安/沟通障碍/睡眠障碍	15	

评分标准：<25分为跌倒低危人群；25～45分为跌倒中危人群；>45分为跌倒高危人群

（三）托马斯跌倒风险评估量表（STRATIFY）

STRATIFY 可作为老年住院患者跌倒风险的初步筛选工具，应用于我国老年住院患者，具有良好的评定信度和效度（见表4-11-3）。

表4-11-3 托马斯跌倒风险评估量表（STRATIFY）

序号	项目	回答（得分）	
1	最近1年内或住院中发生过跌倒	否（1）	是（2）
2	意识欠清、无定向感、躁动不安（任一项）	否（1）	是（2）
3	主观视觉不佳，影响日常生活能力	否（1）	是（2）
4	需上厕所（如尿频、腹泻等）	否（1）	是（2）
5	活动无耐力，只能短暂站立，需协助或使用辅助器才可下床	否（1）	是（2）

总分：　　分

评分标准：总分5分，得分大于2分即定义为高危跌倒患者

（四）老年人家庭危险因素评估工具

老年人家庭危险因素评估工具包括对室内灯光的评估与建议（见表4-11-4）、对地面（板）的评估与建议（见表4-11-5）、对卫生间的评估与建议（见表4-11-6）、对老年人衣服和鞋子的评估与建议（见表4-11-7）。

表 4-11-4　对室内灯光的评估与建议

序号	评估内容	评估结果	建议
1	居室灯光是否合适	□是 □否	灯光不宜过亮或过暗，有条件可以选择最舒适色温的光源
2	楼道与台阶的灯光是否明亮	□是 □否	在通道和楼梯处使用适宜亮度的光源，通道上宜装有光电效应的电灯
3	电灯开关是否容易打开	□是 □否	应轻松开关电灯，有条件可以安装双控或多控开关
4	在床上是否容易开灯	□是 □否	在床上应很容易开灯，有条件可以安装双控开关
5	存放物品的地方是否明亮	□是 □否	在黑暗处应安装光源

表 4-11-5　对地面（板）的评估与建议

序号	评估内容	评估结果	建议
1	地面是否平整	□是 □否	地面不宜高低不平，有条件应以斜坡代替，室内避免有门槛
2	地毯（垫）是否平放，没有褶皱和边缘卷曲	□是 □否	确保地毯（垫）保持良好状态，去除破旧或卷曲的地毯，尤其是边缘
3	地板的光滑度和软硬度是否合适	□是 □否	地面（板）不宜光滑，可以刷防滑的油漆，可铺软木地板
4	地板垫子是否无滑动	□是 □否	除去所有松动的地垫，或者将它们牢牢固定在地上，并且贴上防滑地衬垫
5	有溢出的液体是否立即抹干净	□是 □否	一有溢出的液体立即将其擦干净
6	地面上是否放置有杂乱的东西	□是 □否	地面上应整洁，尽可能不放或少放东西，应清除走廊障碍物
7	通道上是否没有任何电线	□是 □否	通道上不应有任何电线

表4-11-6　对卫生间的评估与建议

序号	评估内容	评估结果	建议
1	在浴缸或浴室内是否使用防滑垫	□是 □否	在湿的地面易滑倒，浴室内应使用防滑垫，在浴缸内也应使用防滑材料
2	洗漱用品是否放在容易拿到的地方	□是 □否	洗漱用品应放在容易拿到的地方，以免弯腰或伸得太远
3	在马桶周围、浴缸或淋浴间是否有扶手	□是 □否	应装合适的扶手
4	是否容易在马桶上坐下和站起来	□是 □否	如马桶过低，或老年人不易坐下和站起来，应加用马桶增高垫，并在周围装上合适的扶手
5	浴缸是否过高	□是 □否	浴缸不宜过高，如过高，应加用洗澡凳或洗澡椅等

表4-11-7　对老年人衣服和鞋子的评估与建议

序号	评估内容	评估结果	建议
1	是否穿有防滑鞋底的鞋子	□是 □否	鞋子或拖鞋上应有防滑鞋底和凸出的纹路
2	鞋子是否有宽大的鞋跟	□是 □否	鞋子上应有圆形宽大的鞋跟
3	在房屋以外的地方是否穿的是上街的鞋子而不是拖鞋	□是 □否	避免只穿袜子、宽松的拖鞋、皮底或其他滑溜鞋底的鞋子和高跟鞋
4	穿的衣服是否合身且没有悬垂的绳子或褶边	□是 □否	衣服不宜太长，以免绊倒（尤其是睡衣）
5	是否坐着穿衣	□是 □否	穿衣应坐下，而不要一条腿站立

四、护理要点

（一）自我风险评估

采用各种老年人跌倒风险评估工具和老年人平衡能力测试表，对老年人进行自我跌倒风险评估，帮助老年人及其照护者了解老年人跌倒的风险级别。可参照评估量表筛查跌倒风险（见表4-11-1"老年人跌倒风险评估量表"及表4-11-3"托马斯跌倒风险评估量表"）。

（二）跌倒的预防

（1）对于评估为高风险级别者放置防跌倒警示标识。

（2）保持地面平整、干燥、无障碍，擦拭地面时放置警示标识，浴室放置防滑垫；保持充足的照明，睡前开启夜间照明设备。

（3）对于视力、听力障碍的老年人，针对引起视力、听力障碍的不同因素进行治疗，如远视或近视者可佩戴眼镜，听力障碍佩戴助听器，白内障者手术治疗，尽可能减少因视力、听力障碍引起的跌倒。

（4）将呼叫器、水杯及便器等常用物品放在易取处。

（5）协助上下轮椅或平车时，使用制动装置固定车轮。

（6）协助能够独立行走的老年人适当运动，进行有规律的体育锻炼和功能训练，如散步、慢跑、打太极拳等。

（7）协助醒后平躺 30 秒再坐起，坐起 30 秒再站立，站立 30 秒再行走。

（8）有跌倒风险及行动不便者，协助如厕。

（9）服用降压药、降糖药、镇静催眠类药物或抗精神病药物者，注意观察其意识、血压、血糖及肌力变化。

（三）发生跌倒的处理

老年人跌倒后，不要急于扶起，首先对患者进行评估，再根据具体情况进行跌倒后的现场处理。

（1）检查确认伤情。询问老年人跌倒情况及对跌倒过程是否有记忆，如不能记起跌倒过程，提示可能为晕厥或脑血管意外，需要行 CT、MRI 等检查确认；询问是否有剧烈头痛或口角歪斜、言语不利、手脚无力等，提示可能为脑卒中，处理过程中注意避免加重脑出血或脑缺血；检查有无骨折，如查看有无肢体疼痛、畸形、关节异常、肢体位置异常、感觉异常及大小便失禁等，以确认骨折情形，适当处置。

（2）正确搬运。如需搬运应保证平稳，尽量保持平卧姿势。

（3）有外伤、出血者，立即止血包扎并进一步观察处理。

（4）如果老年人试图自行站起，可协助其缓慢起立，坐位或卧位休息，确认无碍后方可放手，并继续观察。

（5）查找跌倒危险因素，评估跌倒风险，制定防治措施及方案。

（6）对跌倒后意识模糊的老年人，应特别注意：有呕吐者，将头偏向一侧，并清理口腔；有抽搐者，移至平整软地面或身体下垫软物，防止碰、擦伤，必要时使用牙间垫等，防止舌咬伤，注意保护抽搐肢体，防止肌肉、骨骼损伤；如发生呼吸、心跳停止，应立即进行胸外心脏按压、口对口人工呼吸等急救措施。

（7）做好老年人和家属的安抚工作，减轻或消除其对跌倒的恐惧、紧张心理。

五、指导要点

（1）告知跌倒的风险因素、危害及预防措施，提高认知水平，增强防跌倒意识。

（2）告知居家老年患者选择大小、长短及松紧合适的衣裤，穿大小适宜且防滑的鞋。

（3）防治骨质疏松，指导居家老年患者补充含维生素 D 和钙的食物，并适度接受日光照射。

（4）教会居家老年患者发生跌倒时进行自我保护及减轻伤害的方法。

（5）教会居家老年患者正确使用助行器、平衡及步行训练的方法（详见附录10"平衡训练"、附录11"步行训练"）。

六、注意事项

（1）使用助行器、轮椅等辅助用具前应保证设备完好无损。

（2）调整床具、座椅及马桶的高度，便于更换体位。

第十二节　压力性损伤

一、概述

（一）压力性损伤的定义

压力性损伤是指皮肤和深部软组织的局部损伤，通常发生在骨隆突处或皮肤与医疗设备接触处。压力性损伤可表现为局部组织受损但表皮完整或开放性溃疡，并可能伴有疼痛。剧烈和（或）长期的压力或压力联合剪切力可导致压力性损伤出现。

（二）压力性损伤发生的危险因素

1. 压力、剪切力、摩擦力

压力、剪切力、摩擦力是造成压力性损伤发生的 3 种重要因素，其中压力是最主要的因素。只要施加足够压力并持续足够长的时间，任何部位都可发生溃疡。当外在压力大于毛细血管的正常压力时，毛细血管和淋巴管内血流减慢，导致氧和营养供应不足，代谢废物排泄不畅，出现充血及破损，因此骶尾部、坐骨结节、股骨大转子、踝关节、足跟等处较易发生压力性损伤。剪切力常常发生于半卧位，当患者床头被抬高 30°以上时，即可在骶尾部的深部组织与浅部组织之间产生剪切力。搬动患者时的拖拉动作、床单褶皱或存有渣屑等，使产生的摩擦力增大。摩擦力可破坏皮肤角化层，使表皮的浅层细胞与基底层细胞分离。发生充血、水肿、出血、炎性细胞聚集及真皮坏死。此外，摩擦力可使局部温度升高，促成了代谢障碍的出现及压力性损伤的最终形成。

2. 生理及病理因素

（1）老年人皮肤老化，皮肤的结构及功能改变，排泄功能和调节体温功能降低，对冷、热、痛感觉迟钝，容易发生压力性损伤。

（2）患有心血管系统疾病、糖尿病、神经系统疾病、骨折和风湿性疾病的老年人，可增加发生压力性损伤的风险。

（3）全身营养不良的老年人，受压处缺乏肌肉和脂肪组织的保护，引起血液循环障碍，易发生压力性损伤。

（4）其他。如麻醉药物的影响，使患者皮肤组织缺氧加重，无氧代谢产物不能及时排出，极易形成压力性损伤；吸烟者患压力性损伤的危险性是非吸烟者的 4 倍，吸烟量与压力性损伤的发生率及严重程度成正比。

3. 环境理化因素

潮湿的皮肤有利于微生物的滋生，还可使皮肤浸润、变软，易因摩擦而破损。造成潮湿的情况有出汗、伤口引流液外渗、大小便失禁等。体温每升高 1℃，组织代谢的氧需要量增加 10%，持续压力引起组织缺血时，温度升高将增加压疮的易发性。

4. 易患部位

（1）仰卧位：好发于枕骨粗隆、肩胛部、肘部、脊椎体隆突处、骶尾部及足跟部。

（2）侧卧位：好发于耳廓、肩峰、肋骨、肘部、髋部、膝关节内外侧及内外踝处。

（3）俯卧位：好发于面颊部、耳廓、肩部、女性乳房、男性生殖器、髂嵴、膝部及足尖处。

（4）坐位：好发于坐骨结节处。

二、分期及临床表现

2016 年，美国国家压疮咨询委员会（NPUAP）对压疮的定义及分期进行了重新界定。

（1）1 期：指压时红斑不会消失，局部组织表皮完整，出现非苍白发红，深肤色人群可能会出现不同的表现。

（2）2 期：部分真皮层缺损，伤口床有活力，基底面呈粉红色或红色，可能呈现完整或破溃的血清性水泡，但不暴露脂肪层和更深的组织，不存在肉芽组织、腐肉和焦痂。

（3）3 期：皮肤全层缺损，溃疡面可呈现皮下脂肪组织和肉芽组织，伤口边缘卷边（上皮内卷）现象；可能存在腐肉和（或）焦痂；潜行和窦道也可能存在，但不暴露筋膜、肌肉、肌腱、韧带、软骨和骨。

（4）4 期：全层皮肤和组织的损失，溃疡面暴露筋膜、肌肉、肌腱、韧带、软骨或骨溃疡。伤口床可见腐肉或焦痂。上皮内卷、潜行、窦道经常可见。

（5）深部组织损伤：皮肤局部出现持久性非苍白性褐红色或紫色，或表皮分离后出现暗红色伤口床或血性水泡，颜色发生改变前往往会有疼痛和温度变化。在骨隆突处强烈的压力和（或）持续的压力和剪切力会致使该损伤的出现。伤口可能会迅速发展，呈现真正的组织损伤。

（6）不可分期：全层组织被掩盖和组织缺损。全层皮肤和组织缺损，其表面的腐肉或焦痂掩盖了组织损伤的程度，一旦腐肉和坏死组织去除后，将会呈现 3 期或 4 期压力性损伤。

三、评估与观察要点

（1）了解患病情况及用药史。

（2）评估意识状态、营养、排泄、活动能力及医疗器械使用情况。

（3）评估全身皮肤及黏膜情况。

（4）评估心理、社会支持情况及照护者的能力与需求。

四、评估方法

（一）Braden 压疮危险因素预测量表

Braden 压疮危险因素预测量表是目前国内外用来预测压疮发生的较为常用的方法之一，对压疮高危人群具有较好的预测效果，且评估简便、易行。Braden 压疮危险因素预测量表的内容包括感觉、湿度、活动、移动、营养、摩擦力和剪切力 6 个部分。总分值范围为 6 ～ 23 分，分值越少，提示发生压疮的危险性越高；评分 ≤ 18 分，提示病人有发生压疮的危险，建议采取预防措施（见表 4-12-1）。

表 4-12-1　Braden 压疮危险因素预测量表

项目	评分标准			
	完全受损（1 分）	非常受损（2 分）	轻微受损（3 分）	无受损（4 分）
感觉（对压力导致的不适感觉的反应能力）	由于知觉减退或使用镇静剂而对疼痛刺激无反应；大部分体表对疼痛感觉能力受损	仅对疼痛有反应，除呻吟或烦躁外不能表达不适；身体的 1/2 由于感觉障碍而限制了感觉疼痛或不适的能力	对言语指令有反应，但并非总能表达不适；需要翻身或 1 ～ 2 个肢体有感觉障碍，感觉疼痛或不适的能力受限	对言语指令反应良好，无感觉障碍，感觉或表达疼痛不适的能力不受限
	持续潮湿（1 分）	经常潮湿（2 分）	偶尔潮湿（3 分）	很少潮湿（4 分）
湿度（皮肤潮湿的程度）	皮肤持续暴露在汗液或尿液等引起的潮湿状态中；每次翻身或移动时都能发现潮湿	皮肤经常但不是始终潮湿，每班需更换床单	皮肤偶尔潮湿，每天需更换 1 次床单	皮肤一般是干爽的，只需常规换床单

续表

项目	评分标准			
活动 （身体的 活动程度）	卧床（1分）	坐位（2分）	偶尔行走（3分）	经常行走（4分）
	限制卧床	不能行走或行走严重受限；不能负荷自身重量；必须借助椅子或轮椅	白天可短距离行走，伴或不伴辅助，大部分时间需卧床或坐轮椅活动	每天至少可在室外行走2次，在室内2小时活动1次
移动 （改变和 控制体位 的能力）	完全不自主（1分）	非常受限（2分）	轻微受限（3分）	不受限（4分）
	没有辅助身体或肢体不能够改变位置	可偶尔轻微改变身体或肢体位置，但不能独立、经常或大幅度改变	可独立、经常或轻微改变身体或肢体位置	没有辅助可以经常进行大的身体或肢体位置改变
营养 （日常进 食方式）	非常缺乏（1分）	可能缺乏（2分）	充足（3分）	营养丰富（4分）
	从未吃过完整的一餐；每餐很少吃完1/3的食物；每天吃两餐，且缺少蛋白质（肉或奶制品）摄入；缺少液体摄入；不能进食水或食物；禁食或进食全流或静脉滴注5天以上	很少吃完一餐，通常每餐只能吃完1/2的食物；蛋白质摄入仅是每日三餐中的肉或奶制品；偶尔进食；或进食少于需要量的流食或管饲	每餐能吃完大多数食物；每日吃四餐含肉或奶制品食物；偶尔会拒吃一餐，但通常会进食；行管饲或胃肠外营养，能够提供大部分的营养需要	吃完每餐食物；从不拒吃任何一餐；通常每日吃四餐或更多次含肉或奶制品的食物；偶尔在两餐之间加餐；不需要额外补充营养
摩擦力和 剪切力	有问题（1分）	潜在的问题（2分）	无明显问题（3分）	—
评分标准：≤9分为严重危险；10～12分为高度危险；13～14分为中度危险；15～18分为轻度危险				

（二）Norton压疮风险评估量表

Norton压疮风险评估量表也是目前公认用于预测压疮发生的有效评分方法（表4-12-2），特别适用于老年患者的评估。Norton压疮风险评估量表评估一般身体状况、精神状态、活动能力、灵活程度及失禁情况。总分值范围为5～20分，分值越少，表明发生压疮的危险性越高；评分≤14分，提示易发生压疮。由于此评估量表缺乏营养状态的评估，故临床使用时需补充相关内容（见表4-12-2）。

表 4-12-2　Norton 压疮风险评估量表

条目	1分	2分	3分	4分
一般身体状况	病情严重	病情不稳	病情稳定、营养中等	病情稳定、营养良好
神志	完全无反应	偶尔定向障碍	运动减少、呼叫有应	定向力好
活动度	不能下床	能坐	行走协助	自如、无需辅助
移动度	无法改变	协助活动	稍需扶助	自行走动
失禁	二便均失禁	3～6次/天	1～2次/天	二便自控
评分标准：总分为 5～20 分。随着总分分值的降低，发生压疮的危险性也相应增加				

（三）Waterlow 压疮风险因素评估量表

Waterlow 压疮风险因素评估量表见表 4-12-3。

表 4-12-3　Waterlow 压疮风险因素评估量表

体重指数（BMI）	分值	皮肤类型	分值	性别和年龄	分值	营养状况评估工具	
一般（BMI=20～24.9）	0	健康	0	男	1	A.近期体重下降	B.体重下降评分
		薄如纸	1	女	2		0.5～5kg =1分
		干燥	1	14～49岁	1	是　　　到B	5～10kg =2分
高于一般（BMI=25～29.9）	1	水肿	1	50～64岁	2	否　　　到C	10～15kg=3分
		潮湿	1	65～74岁	3	不确定　到C	＞15kg　=4分
		颜色异常	2	75～80岁	4		不确定　=2分
肥胖（BMI≥30）	2	破溃	3	≥81岁	5	C.进食少或食欲差	营养评分：
低于一般（BMI＜20）	3					否 =0	如果＞2，参考营养评估/干预措施
						是 =1	
						不确定 =2	

续表

失禁	分值	运动能力	分值	特殊因素				
完全控制/导尿 小便失禁 大便失禁 大小便失禁	0 1 2 3	完全 烦躁不安 淡漠的 受限的 卧床 轮椅	0 1 2 3 4 5	组织营养状况	分值	神经系统缺陷		分值
				恶病质 多器官衰竭 单器官衰竭(呼吸、肾脏、心脏) 外周血管病 贫血(HB＜80 g/L) 吸烟	8 8 5 5 2 1	糖尿病 运动/感觉异常 截瘫		4～6 4～6 4～6
						大手术或创伤		分值
						骨/脊椎手术 手术时间＞2小时 手术时间＞6小时		5 5 8
				药物				
				细胞毒性药物、长期大剂量服用类固醇、抗生素				最多为4分
总分：_____								
评分标准：＜10分为无危险，10～14分为轻度危险，15～19分为高度危险，≥20分为极高度危险								

五、预防及治疗

（一）压力性损伤的预防

1. 健康教育

对照护者如家属、患者、护工和护士等进行教育是成功预防压力性损伤的关键所在。

2. 营养

保持健康均衡的饮食和适当的液体摄入是压力性损伤预防中绝对不可忽视的问题。根据患者的病情，给予合适的热量与蛋白质饮食。进食困难者可鼻饲素膳或行静脉高营养，以改善全身状况。

3. 减轻局部压力

体位变换和早期活动是减轻局部压力最有效的方法。体位变换时，应使用30°侧卧位，而不是90°侧卧位。另外，根据患者的活动水平、灵活性和自主体位变换的能力来确定体位变换的频率。给患者变换体位时，照护者应掌握翻身技巧和力学原理，使用能减少摩擦力和剪切力的手动操作技术和设备，以减轻或再分配压力。对有压力性损伤风险的患者，优先使用高规格的反应性单层泡沫床垫或覆盖物，评估使用医用级别羊皮和交替压力空气床垫的益处，为患者选择合适的支撑面。

4. 避免出现剪切力

尽可能床头平放，避免长时间采用俯卧位和长期卧床，鼓励坐在合适的椅子或轮椅上，但是时间不可过长，注意不超过半小时；选择斜坐的姿势，并将患者的腿抬高，如果斜坐困难时，要确保患者的脚能很好地支撑在地板上或脚凳上。

5. 减轻皮肤摩擦

保持床单清洁、平整、无皱褶、无渣屑，减少对局部的摩擦。

6. 皮肤护理

应每天定时进行皮肤监测，随时保持患者皮肤清洁。避免使用碱性肥皂和清洁剂，用隔离产品保护皮肤不受水分侵害；有压力性损伤风险的患者，应使用柔软的硅胶多层泡沫敷料。

（二）压力性损伤的治疗

采取局部治疗为主、全身治疗为辅的综合防治措施。

1. 全身综合性治疗

进行全身综合性治疗，主要是为消除危险因素。

2. 创面治疗

（1）1期的处理。

局部可以不用任何敷料，避免再受压；或在减压的基础上，局部皮肤可给予透明薄膜或水胶体敷料，定期观察局部皮肤的变化。

（2）2 期的处理。

①小水疱（直径小于 5 mm）处理方法：未破的小水疱，让其自行吸收，局部粘贴透明薄膜或水胶体敷料，定期观察局部皮肤的变化。

②大水疱（直径大于 5 mm）处理方法：局部消毒后，在水疱的最下端用注射器穿刺并抽吸液体，粘贴水胶体敷料或泡沫敷料，3 ～ 4 天更换 1 次。如水疱破溃，暴露红色创面，按真皮层破损原则处理伤口。

③真皮层破损处理方法：用生理盐水清洗伤口及周围皮肤；用无菌纱布抹干；可根据渗液情况使用合适的敷料；根据渗液情况间隔换药。

（3）3 期和 4 期压力性损伤的处理。

①焦痂处理方法：创面过于干燥或有难以清除的坏死组织时，先进行自溶性清创，再配合外科性清创。如有黑痂且伤口有红、肿、热、痛的感染症状时，必须进行外科切开引流脓液和清除坏死组织。

②伤口有黄色腐肉且渗液多的处理方法：创面渗液多时，使用高吸收的敷料。

③感染的创面应定期采集分泌物做细菌培养及药敏试验，按结果用药。可使用银离子或含碘敷料，但不能长期使用。

④对创面大且深的伤口经清创后，基底肉芽好的伤口可以请外科会诊，确定能否给予皮瓣移植修复术。

（4）深部组织损伤的处理。

①解除局部皮肤的压力与剪切力，减轻局部的摩擦力。同时，密切观察局部皮肤的颜色变化。

②伤口处理：局部皮肤完整形成薄的焦痂或发生较多坏死组织，按 3 期、4 期处理。

（5）不可分期的处理。

①可先清创，伤口床暴露后再根据分期伤口进行处理。特殊部位的不可分期压力性损伤应谨慎清创，如踝部、足跟等局部痂皮质硬，痂皮不能移动和痂下无波动时，坏死组织与周围正常组织难以剥离，应暂不予清创，避免局部正常组织过度损伤和出血。

②伤口处理与 3 期、4 期压力性损伤方法相同。

3. 手术治疗

患者进行性蜂窝组织炎或怀疑伤口是引起败血症的原因，有窦道、潜行和（或）广泛的坏死组织且保守清创难以切除，经保守治疗无法闭合的 3 期和 4 期压力性损伤伤口，应考虑手术治疗。

4. 敷料应用

对渗液少的非感染 2 期压力性损伤使用水胶体敷料或水凝胶敷料；对渗液中重度的非感染 2 期压力性损伤使用泡沫敷料或聚合物敷料；对高度渗出的压力性损伤采用高吸收性的敷料；对中度渗出液的 3 期和 4 期压力性损伤使用藻酸钙敷料；对非感染的少量渗出液的 3 期和 4 期压力性损伤使用水凝胶敷料；不能使用高级伤口敷料时，使用湿纱布保持适当的伤口湿润环境，使用透明薄膜敷料作为二级敷料；生物敷料可减轻伤口炎症，提高治愈率。

5. 生物物理学治疗

脉冲电流刺激、低频超声、高频超声可促进顽固 2 期、3 期和 4 期的愈合；负压治疗可作为早期的辅助疗法，用于缩小 3 期和 4 期压力性损伤的面积和深度。

六、护理诊断

（1）皮肤完整性受损：与压力性损伤有关。

（2）舒适度的改变：与创面疼痛有关。

（3）知识缺乏：缺乏翻身的技巧及压力性损伤的预防知识。

七、护理要点

（1）可参照评估量表筛查压力性损伤风险（详见表 4-12-1 及表 4-12-3）。

（2）压力性损伤的预防。

①高风险者放置防压力性损伤警示标识。

②保持床单位及全身皮肤清洁、干燥；失禁者排便后及时清洗皮肤，避免使用碱性清洗剂，肛周可涂皮肤保护剂。

③与医生及营养师共同制定营养干预方案。

④根据患病情况定期变换体位。

⑤根据不同体位压力性损伤的好发部位，使用敷料、气垫床垫及减压坐垫等支撑面保护骨突处皮肤，进行局部减压。

⑥使用医疗器械者，观察并保护局部皮肤。

（3）压力性损伤的处理。

①可参照压力性损伤的分期来判断压力性损伤的严重程度。

②采取措施避免局部再受压。

③对压力性损伤 1 期者，局部使用半透膜敷料或水胶体敷料。

④对压力性损伤 2 期者，提供湿润的愈合环境，管理伤口渗液，预防感染，局部选用敷料促进愈合。

⑤对压力性损伤 3～4 期者，清除坏死组织，减少无效腔残留，保护暴露的骨骼、肌腱和肌肉，预防和控制感染。

⑥无法判断的压力性损伤和深部组织损伤者，进一步全面评估，采取必要的清创措施，根据组织损伤程度选择相应的护理方法。

⑦记录压力性损伤的情况，分析发生原因，制定相应的改善措施，避免再次发生。

八、指导要点

（1）告知压力性损伤的危险因素及预防措施。

（2）教会照护者观察皮肤变化的方法。

九、注意事项

（1）不宜长时间采取床头抬高超过 30° 的体位，侧卧位时不应超过 30°。

（2）局部皮肤出现压红、损伤时，禁止继续受压和按摩，不应使用影响微环境的橡胶类减压垫，避免使用环状或圆形装置，如气圈、垫圈等。对于皮肤感知觉受损的患者慎用热疗和冷料，避免局部皮肤烫伤和冻伤。

（3）出汗较多或容易潮湿部位勿用爽身粉等易结块的粉剂。

（4）更换体位时，将各种导管及输液装置安置妥当，移动时避免拖、拉、推及拽的动作。

附　录

附录1　老年人能力评估规范

（GB/T　42195—2022）

1　范围

本文件规定了老年人能力评估的指标与评分、组织实施及评估结果。

本文件适用于开展老年人能力的评估。

2　规范性引用文件

本文件没有规范性引用文件。

3　术语和定义

下列术语和定义适用于本文件。

3.1　能力 ability

个体顺利完成某一活动所必需的自身条件。

4　评估指标与评分

4.1　按照表1的指标要求,一级指标共4个,包括自理能力、基础运动能力、精神状态、感知觉与社会参与;二级指标共26个,包括自理能力8个二级指标,基础运动能力4个二级指标,精神状态9个二级指标,感知觉与社会参与5个二级指标。

表1　老年人能力评估指标

一级指标	二级指标
自理能力	进食、修饰、洗澡、穿/脱上衣,穿/脱裤子和鞋袜、小便控制、大便控制、如厕
基础运动能力	床上体位转移、床椅转移、平地行走、上下楼梯
精神状态	时间定向、空间定向、人物定向、记忆、理解能力、表达能力、攻击行为、抑郁症状、意识水平
感知觉与社会参与	视力、听力、执行日常事务、使用交通工具外出、社会交往能力

4.2　各项指标和评分按照表 2 至表 5 的规定。

表 2　自理能力指标和评分

序号	自理能力指标	指标说明	评分及说明
1	进食	使用适当的服具将食物送入口中并咽下	4 分：独立使用器具将食物送进口中并咽下，没有呛咳
			3 分：在他人指导或提示下完成，或独立使用辅具，没有呛咳
			2 分：进食中需要少量接触式协助，偶尔（每月一次及以上）呛咳
			1 分：在进食中需要大量接触式协助，经常（每周一次及以上）呛咳
			0 分：完全依赖他人协助进食，或吞咽困难，或留置营养管
2	修饰	洗脸、刷牙、梳头、刮脸、剪指（趾）甲等	4 分：独立完成，不需要协助
			3 分：在他人指导或提示下完成
			2 分：需要他人协助，但以自身完成为主
			1 分：主要依靠他人协助，自身能给予配合
			0 分：完全依赖他人协助，且不能给予配合
3	洗澡	清洗和擦干身体	4 分：独立完成，不需要协助
			3 分：在他人指导或提示下完成
			2 分：需要他人协助，但以自身完成为主
			1 分：主要依靠他人协助，自身能给予配合
			0 分：完全依赖他人协助，且不能给予配合
4	穿 / 脱上衣	穿 / 脱上身衣服、系扣、拉拉链等	4 分：独立完成，不需要他人协助
			3 分：在他人指导或提示下完成
			2 分：需要他人协助，但以自身完成为主
			1 分：主要依靠他人协助，自身能给予配合
			0 分：完全依赖他人协助，且不能给予配合

续表

序号	自理能力指标	指标说明	评分及说明
5	穿／脱裤子和鞋袜	穿／脱裤子、鞋袜等	4分：独立完成，不需要他人协助
			3分：在他人指导或提示下完成
			2分：需要他人协助，但以自身完成为主
			1分：主要依靠他人协助，自身能给予配合
			0分：完全依赖他人协助，且不能给予配合
6	小便控制	控制和排出尿液的能力	4分：可自行控制排尿，排尿次数、排尿控制均正常
			3分：白天可自行控制排尿次数，夜间出现排尿次数增多、排尿控制较差，或自行使用尿布、尿垫等辅助用物
			2分：白天大部分时间可自行控制排尿，偶出现（每天＜1次，但每周＞1次）尿失禁，夜间控制排尿较差，或他人少量协助使用尿布、尿垫等辅助用物
			1分：白天大部分时间不能控制排尿（每天≥1次，但尚非完全失控），夜间出现尿失禁，或他人大量协助使用尿布、尿垫等辅助用物
			0分：小便失禁，完全不能控制排尿，或留置导尿管
7	大便控制	控制和排出粪便的能力	4分：可正常自行控制大便排出
			3分：有时出现（每周＜1次）便秘或大便失禁，或自行使用开塞露、尿垫等辅助用物
			2分：经常出现（每天＜1次，但每周＞1次）便秘或大便失禁，或他人少量协助使用开塞露、尿垫等辅助用物
			1分：大部分时间均出现（每天≥1次）便秘或大便失禁，但尚非完全失控，或他人大量协助使用开塞露、尿垫等辅助用物
			0分：严重便秘或者完全大便失禁，需要依赖他人协助排便或清洁皮肤

续表

序号	自理能力指标	指标说明	评分及说明
8	如厕	上厕所排泄大小便，并清洁身体[a]	4分：独立完成，不需要他人协助
			3分：在他人指导或提示下完成
			2分：需要他人协助，但以自身完成为主
			1分：主要依靠他人协助，自身能给予配合
			0分：完全依赖他人协助，且不能给予配合

[a] 评估中强调排泄前解开裤子、完成排泄后清洁身体、穿上裤子。

表3 基础运动能力指标和评分

序号	基础运动能力指标	指标说明	评分及说明
9	床上体位转移	卧床翻身及坐起躺下	4分：独立完成，不需要他人协助
			3分：在他人指导或提示下完成
			2分：需要他人协助，但以自身完成为主
			1分：主要依靠他人协助，自身能给予配合
			0分：完全依赖他人协助，且不能给予配合
10	床椅转移	从坐位到站位，再从站位到坐位的转换过程	4分：独立完成，不需要他人协助
			3分：在他人指导或提示下完成
			2分：需要他人协助，但以自身完成为主
			1分：主要依靠他人协助，自身能给予配合
			0分：完全依赖他人协助，且不能给予配合
11	平地行走	双脚交互的方式在地面行动，总是一只脚在前[a]	4分：独立平地步行50 m左右，不需要协助，无摔倒风险
			3分：能平地步行50 m左右，存在摔倒风险，需要他人监护或指导，或使用拐杖、助行器等辅助工具
			2分：在步行时需要他人少量扶持协助
			1分：在步行时需要他人大量扶持协助
			0分：完全不能步行

续表

序号	基础运动能力指标	指标说明	评分及说明
12	上下楼梯	双脚交替完成楼梯台阶连续的上下移动	3分：可独立上下楼梯（连续上下 10～15 个台阶），不需要协助
			2分：在他人指导或提示下完成
			1分：需要他人协助，但以自身完成为主
			0分：主要依靠他人协助，自身能给予配合；或者完全依赖他人协助，且不能给予配合

a 包括他人辅助和使用辅助具的步行。

表4　精神状态指标和评分

序号	精神状态指标	指标说明	评分及说明
13	时间定向	知道并确认时间的能力	4分：时间观念（年、月）清楚，日期（或星期几）可相差一天
			3分：时间观念有些下降，年、月、日（或星期几）不能全部分清（相差两天或以上）
			2分：时间观念较差，年、月、日不清楚，可知上半年或下半年或季节
			1分：时间观念很差，年、月、日不清楚，可知上午、下午或白天、夜间
			0分：无时间观念
14	空间定向	知道并确认空间的能力	4分：能在日常生活范围内单独外出，如在日常居住小区内独自外出购物等
			3分：不能单独外出，但能准确知道自己日常生活所在地的地址信息
			2分：不能单独外出，但知道较多有关自己日常生活的地址信息
			1分：不能单独外出，但知道较少自己居住或生活所在地的地址信息
			0分：不能单独外出，无空间观念

续表

序号	精神状态指标	指标说明	评分及说明
15	人物定向	知道并确认人物的能力	4分：认识长期共同一起生活的人，能称呼并知道关系
			3分：能认识大部分共同生活居住的人，能称呼或知道关系
			2分：能认识部分日常同住的亲人或照护者等，能称呼或知道关系等
			1分：只认识自己或极少数日常同住的亲人或照护者等
			0分：不认识任何人（包括自己）
16	记忆	短时、近期和远期记忆能力	4分：总是能保持与社会、年龄所适应的记忆能力，能完整的回忆
			3分：出现轻度的记忆紊乱或回忆不能（不能回忆即时信息，3个词语经过5分钟后仅能回忆0个～1个）
			2分：出现中度的记忆紊乱或回忆不能（不能回忆近期记忆，不记得上一顿饭吃了什么）
			1分：出现重度的记忆紊乱或回忆不能（不能回忆远期记忆，不记得自己的老朋友）
			0分：记忆完全紊乱或者完全不能对既往事物进行正确的回忆
17	理解能力	理解语言信息和非语言信息的能力（可借助平时使用助听设备等），即理解别人	3分：能理解他人的话，但需要增加时间
			2分：理解有困难，需频繁重复或简化口头表达
			1分：理解有严重困难，需要大量他人帮助
			0分：完全不能理解他人的话
18	表达能力	表达信息能力，包括口头的和非口头的，即表达自己的想法	4分：能正常表达自己的想法
			3分：能表达自己的需要，但需要增加时间
			2分：表达需要有困难，需频繁重复或简化口头表达
			1分：表达有严重困难，需要大量他人帮助
			0分：完全不能表达需要

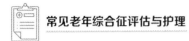

续表

序号	精神状态指标	指标说明	评分及说明
19	攻击行为	身体攻击行为（如打/踢/推/咬/抓/摔东西）和语言攻击行为（如骂人、语言威胁、尖叫）[a]	1分：未出现
			0分：近一个月内出现过攻击行为
20	抑郁症状	存在情绪低落、兴趣减退、活力减退等症状，甚至出现妄想、幻觉、自杀念头或自杀行为[b]	1分：未出现
			0分：近一个月内出现过负性情绪
21	意识水平	机体对自身和周围环境的刺激做出应答反应的能力程度，包括清醒和持续的觉醒状态[c]	2分：神志清醒，对周围环境能做出正确反应
			1分：嗜睡，表现为睡眠状态过度延长。当呼唤或推动老年人的肢体时可唤醒，并能进行正确的交谈或执行指令，停止刺激后又继续入睡；意识模糊，注意力涣散，对外界刺激不能清晰的认识，空间和时间定向力障碍，理解力迟钝，记忆力模糊和不连贯
			0分：昏睡，一般的外界刺激不能使其觉醒，给予较强烈的刺激时可有短时的意识清醒，醒后可简短回答提问，当刺激减弱后又很快进入睡眠状态；或者昏迷：意识丧失，随意运动丧失，对一般刺激全无反应

[a] 长期的行为状态。
[b] 长期的负性情绪。
[c] 处于昏迷状态者，直接评定为重度失能。

表5 感知觉与社会参与指标和评分

序号	精神状态指标	指标说明	评分及说明
22	视力	感受存在的光线并感受物体的大小，形状的能力。在个体的最好矫正视力下进行评估	2分：视力正常
			1分：能看清楚大字体，但看不清书报上的标准字体；视力有限，看不清报纸大标题，但能辨认物体
			0分：只能看到光、颜色和形状；完全失明
23	听力	能辨别声音的方位、音调、音量和音质的有关能力（可借助平时使用助听设备等）	2分：听力正常
			1分：在轻声说话或说话距离超过2米时听不清；正常交流有些困难，需在安静的环境或大声说话才能听到
			0分：讲话者大声说话或说话很慢，才能部分听见；完全失聪
24	执行日常事务	计划、安排并完成日常事务，包括但不限于洗衣服、小金额购物、服药管理	4分：能完全独立计划，安排和完成日常事务，无需协助
			3分：在计划、安排和完成日常事务时需要他人监护或指导
			2分：在计划、安排和完成日常事务时需要少量协助
			1分：在计划、安排和完成日常事务时需要大量协助
			0分：完全依赖他人进行日常事务
25	使用交通工具外出	—	3分：能自己骑车或搭乘公共交通工具外出
			2分：能自己搭乘出租车，但不会搭乘其他公共交通工具外出
			1分：当有人协助或陪伴，可搭乘公共交通工具外出
			0分：只能在他人协助下搭乘出租车或私家车外出；完全不能出门，或者外出完全需要协助
26	社会交往能力	—	4分：参与社会，在社会环境有一定的适应能力，待人接物恰当
			3分：能适应单纯环境，主动接触他人，初见面时难让人发现智力问题，不能理解隐喻语
			2分：脱离社会，可被动接触，不会主动待他人，谈话中很多不适词句，容易上当受骗
			1分：勉强可与他人接触，谈吐内容不清楚，表情不恰当
			0分：不能与人交往

5 组织实施

5.1 评估环境

5.1.1 评估环境应清洁、安静、光线充足、空气清新、温度适宜。

5.1.2 社区老年人集中评估时，应设立等候评估的空间，评估工作在相对独立的评估室内逐一进行。开展评估工作的机构宜设立单独的评估室。

5.1.3 评估室内物品满足评估需要，不应放置与评估无关的物品。评估室内或室外有连续的台阶和带有扶手的通道，可供评估使用。楼梯、台阶各级踏步应均匀一致、平整、防滑。

5.2 评估主体

5.2.1 开展评估工作的机构应为依法登记的企事业单位或社会组织。

5.2.2 开展评估工作的机构应至少配置 5 名专 / 兼职评估人员。

5.2.3 评估人员应具有全日制高中或中专以上学历，有 5 年以上从事医疗护理、健康管理、养老服务、老年社会工作等实务经历并具有相关专业背景，理解评估指标内容，掌握评估要求。

5.2.4 应保护被评估人员和评估人员的尊严、安全和个人隐私。

5.3 评估流程

5.3.1 首次评估应由老年人本人或其代理人申请，受理申请后，由评估机构采取集中或入户等形式实施评估。

5.3.2 每次评估应有 2 名评估人员同时在场，至少一人具有医护专业背景。评估时，老年人身体发生不适，或者精神出现问题，应终止评估。

5.3.3 评估人员应通过询问老年人本人及照护者，或者查询相关信息，填写附录 A 中表 A.1 至表 A.5 的内容，并签字。

5.3.4 评估人员按照表 2 至表 5 进行逐项评估，填写附录 B 中表 B.1 至表 B.5 每个项目得分，确定一级指标得分和老年人能力评估总得分。

5.3.5 评估人员根据 4 个一级指标的得分，依据表 6 确定老年人能力等级，并填写附录 C 的老年人能力评估报告，经 2 名评估人员确认并签字，同时请信息提供者签字。

表6 老年人能力等级划分

能力等级	等级名称	等级划分
0	能力完好	总分 90
1	能力轻度受损（轻度失能）	总分 66～89
2	能力中度受损（中度失能）	总分 46～65
3	能力重度受损（重度失能）	总分 30～45
4	能力完全丧失（完全失能）	总分 0～29

说明1：处于昏迷状态者，直接评定为能力完全丧失（充全失能），若意识状态改变，应重新进行评估。

说明2：有以下情况之一者，在原有能力级别上应提高一个级别：①确诊为痴呆（F00～F03）；②精神科专科医生诊断的其他精神和行为障碍疾病（F04～ト99）；③近30天内发生过2次及以上照护风险事件（如跌倒、噎食、自杀、自伤、走失等）。

注：说明2中F00～F99是ICD-10（国际疾病分类第10次修订本）精神和行为障碍诊断编码号。

5.3.6 形成老年人能力评估报告后，评估结果应告知申请人。老年人能力评估应为动态评估，在首次评估后，若无特殊变化，则至少每12个月评估一次，程序与首次评估相同；出现特殊情况导致能力发生变化时，宜申请即时评估。

6 评估结果

6.1 指标得分

6.1.1 自理能力包括8个二级指标的评定，将其得分相加得到分量表总分，应填写表 B.1。

6.1.2 基础运动能力包括4个二级指标的评定，将其得分相加得到分量表总分，应填写表 B.2。

6.1.3 精神状态包括9个二级指标的评定，将其得分相加得到分量表总分，应填写表 B.3。

6.1.4 感知觉与社会参与包括5个二级指标的评定，将其得分相加得到分量表总分，应填写表 B.4。

6.1.5 将上述4个分量表得分相加得到老年人能力评估的总得分，应填写表 B.5。

6.2 老年人能力等级划分

综合自理能力、基础运动能力、精神状态、感知觉与社会参与 4 个一级指标的总分，进行能力分级。能力分级应符合表 6 的要求。

6.3 评估结果报告

评估人员应根据评估情况填写附录 C，并签字，形成老年人能力评估报告。

附录 A（规范性）

老年人能力评估基本信息表

A.1 评估信息表

表 A.1 规定了评估信息所需填写的内容。

表 A.1　评估信息表

A.1.1　评估编号	□□□□□□□
A.1.2　评估基准日期	□□□□年□□月□□日
A.1.3　评估原因	□首次评估　□常规评估　□即时评估　□因对评估结果有疑问进行的复评　□其他＿＿＿＿＿＿

A.2 评估对象基本信息表

表 A.2 规定了评估对象所需填写的基本信息的内容。

表 A.2　评估对象基本信息表

A.2.1　　姓名	
A.2.2　　性别	□男　□女
A.2.3　　出生日期	□□□□年□□月□□日
A.2.4　　身高	＿＿＿＿＿＿＿ cm
A.2.5　　体重	＿＿＿＿＿＿＿ kg
A.2.6　　民族	□汉族　□少数民族：＿＿＿＿＿＿族
A.2.7　　宗教信仰	□无　　□有
A.2.8　　居民身份证号码	□□□□□□□□□□□□□□□□□□
A.2.9　　文化程度	□文盲　□小学　□初中　□高中/技校/中专 □大学专科及以上　□不详
A.2.10　　居住情况（多选）	□独居　□与配偶居住　□与子女居住　□与父母居住 □与兄弟姐妹居住　□与其他亲属居住 □与非亲属关系的人居住　□养老机构
A.2.11　　婚姻状况	□未婚　□已婚　□丧偶　□离婚　□未说明

续表

A.2.12 医疗费用支付方式（多选）	□城镇职工基本医疗保险 □城乡居民基本医疗保险 □自费 □公务员补助 □企业补充保险 □公费医疗及医疗照顾对象 □医疗救助 □大病保险		
A.2.13 经济来源（多选）	□退休金/养老金 □子女补贴 □亲友资助 □国家普惠型补贴 □个人储蓄 □其他补贴		
A.2.14 30天内照护风险事件	A.2.14.1 跌倒	□无 □发生过1次 □发生过2次 □发生过3次及以上	
	A.2.14.2 走失	□无 □发生过1次 □发生过2次 □发生过3次及以上	
	A.2.14.3 噎食	□无 □发生过1次 □发生过2次 □发生过3次及以上	
	A.2.14.4 自杀、自伤	□无 □发生过1次 □发生过2次 □发生过3次及以上	
	A.2.14.5 其他	□无 □发生过1次 □发生过2次 □发生过3次及以上	

A.3 信息提供者及联系人信息表

表 A.3 规定信息提供者及联系人所需填写的信息内容。

表 A.3   信息提供者及联系人信息表

A.3.1 信息提供者的姓名	
A.3.2 信息提供者与老年人的关系	□本人 □配偶 □子女 □其他亲属 □雇佣照护者 □村（居）民委员会工作人员 □其他
A.3.3 联系人姓名	□首次评估 □常规评估 □即时评估 □因对评估结果有疑问进行的复评 □其他_____

A.4 疾病诊断和用药情况

表 A.4 规定了疾病诊断和用药情况所需填写的内容。

表 A.4　疾病诊断和用药情况表

A.4.1　疾病诊断（可多选）
□高血压病 I10～I15　□冠心病 I25　□糖尿病 E10～E14　□肺炎 J12～J18
□慢性阻塞性肺疾病 J44　□脑出血 I60～I62　□脑梗死 I63　□尿路感染（30 天内）
□帕金森综合征 G20～G22　□慢性肾衰竭 N18～N19　□肝硬 K74
□消化性溃疡 K20～K31　□肿瘤 C00～D48　□截肢（6 个月内）
□骨折（3 个月内）M84　□癫痫 G40　□甲状腺功能减退症 E01～E03
□白内障 H25～H26　□青光眼 H40～H42　□骨质疏松症 M80～M82
□痴呆 F00～F03　□其他精神和行为障碍 F04～F99
□其他（请补充）：＿＿＿＿＿
注：疾病诊断后而编码根据 ICD-10（国际疾病分类笔 10 次修订本）的诊断编码号。

A.4.2　用药情况（目前长期服药情况）

序号	药物名称	服药方法	用药剂量	用药频率
1				
2				
3				
4				

A.5 健康相关问题

表 A.5 给出了老年人健康相关问题的内容。

表 A.5　健康相关问题

A.5.1　压力性损伤	□无 □Ⅰ期：皮肤完好，出现指压不会变白的红印 □Ⅱ期：皮肤真皮层损失，暴露，出现水疱 □Ⅲ期：全层皮肤缺失，可见脂肪、肉芽组织以及边缘内卷 □Ⅳ期：全层皮肤、组织缺失，可见肌腱、肌肉、腱膜，以及边缘内卷，伴随隧道，潜行。 □不可分期：全身皮肤、组织被腐肉、焦痂掩盖，无法确认组织缺失程度，去除腐肉、焦痂才可判断损伤程度
A.5.2　关节活动度	□无，没有影响日常生活功能 □是，影响日常生活功能，部位＿＿＿＿＿＿＿ □无法判断
A.5.3　伤口情况（可多选）	□无　□擦伤　□烧烫伤　□术后伤口　□糖尿病足溃疡 □其他伤口　□血管性溃疡
A.5.4　特殊护理情况（可多选）	□无　□胃管　□尿管　□气管切开　□胃/肠/膀胱造瘘 □无创呼吸机　□透析　□其他

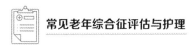

续表

A.5.5　疼痛后注：通过表情反应和询问来判断	□无疼痛　□轻度疼痛　□中度疼痛（尚可忍受的程度） □重度疼痛（无法忍受的程度）　□不知道或无法判断
A.5.6　牙齿缺失情况（可多选）	□无缺损 □牙体缺损（如龋齿、楔状缺损） □牙列缺损：○非对位牙缺失　○单侧对位牙缺失　○双侧对位牙缺失 □牙列缺失：○上颌牙缺失　○下颌牙缺失　○全口牙缺失
A.5.7　义齿佩戴情况（可多选）	□无义齿　□固定义齿　□可摘局部义齿　□可摘全/半口义齿
A.5.8　吞咽困难的情形和症状（可多选）	□无 □抱怨吞咽困难或吞咽时会疼痛 □吃东西或喝水的时出现咳嗽或呛咳 □用餐后嘴中仍含着食物或留有残余食物 □当喝或吃流质或固体的食物时，食物会从嘴角边流失 □有流口水的情况
A.5.9　营养不良：体重指数（BMI）低于正常值 注：$BMI=体重（kg）/[身高（m）]^2$	□无　□有
A.5.10　清理呼吸道无效	□无　□有
A.5.11　昏迷	□无　□有
A.5.12　其他（请补充）	

附录 B（规范性）

老年人能力评估表

表 B.1　老年人能力评估表

B.1.1　进食：使用适当的器具将食物送入口中并咽下	
□分	4分：独立使用器具将食物送进口中并咽下，没有呛咳
	3分：在他人指导或提示下完成，或独立使用辅具，没有呛咳
	2分：进食中需要少量接触式协助，偶尔（每月1次及以上）呛咳
	1分：在进食中需要大量接触式协助，经常（每周1次及以上）呛咳
	0分：完全依赖他人协助进食，或吞咽困难，或留置营养管
B.1.2　修饰：指洗脸、刷牙、梳头、刮脸、剪指（趾）甲等	
□分	4分：独立完成，不需要协助
	3分：在他人指导或提示下完成
	2分：需要他人协助，但以自身完成为主
	1分：主要依靠他人协助，自身能给予配合
	0分：完全依赖他人协助，且不能给予配合
B.1.3　洗澡：清洗和擦干身体	
□分	4分：独立完成，不需要协助
	3分：在他人指导或提示下完成
	2分：需要他人协助，但以自身完成为主
	1分：主要依靠他人协助，自身能给予配合
	0分：完全依赖他人协助，且不能给予配合
B.1.4　穿/脱上衣：指穿/脱上身衣服、系扣、拉拉链等	
□分	4分：独立完成，不需要他人协助
	3分：在他人指导或提示下完成
	2分：需要他人协助，但以自身完成为主
	1分：主要依靠他人协助，自身能给予配合
	0分：完全依赖他人协助，且不能给予配合

续表

B.1.5　穿／脱裤子和鞋袜：指穿／脱裤子，鞋袜等	
□分	4分：独立完成，不需要他人协助
	3分：在他人指导或提示下完成
	2分：需要他人协助，但以自身完成为主
	1分：主要依靠他人协助，自身能给予配合
	0分：完全依赖他人协助，且不能给予配合
B.1.6　小便控制：控制和排出尿液的能力	
□分	4分：可自行控制排尿，排尿次数、排尿控制均正常
	3分：白天可自行控制排尿次数，夜间出现排尿次数增多、排尿控制较差，或自行使用尿布、尿垫等辅助用物
	2分：白天大部分时间可自行控制排尿，偶出现（每天＜1次，但每周＞1次）尿失禁，夜间控制排尿较差，或他人少量协助使用尿布、尿垫等辅助用物
	1分：白天大部分时间不能控制排尿（每天＞1次，但尚非完全失控），夜间出现尿失禁，或他人大量协助使用尿布、尿垫等辅助用物
	0分：小便失禁，完全不能控制排尿，或留置导尿管
B.1.7　大便控制：控制和排出粪便的能力	
□分	4分：可正常自行控制大便排出
	3分：有时出现（每周＜1次）便秘或大便失禁，或自行使用开塞露、尿垫等辅助用物
	2分：经常出现（每天＜1次，但每周＞1次）便秘或大便失禁，或他人少量协助使用开塞露、尿垫等辅助用物
	1分：大部分时间均出现（每天≥1次）便秘或大便失禁，但尚非完全失控，或他人大量协助使用开塞露、尿垫等辅助用物
	0分：严重便秘或者完全大便失禁，需要依赖他人协助排便或清洁皮肤
B.1.8　如厕：上厕所排泄大小便，并清洁身体 注：评估中强调排泄前解开裤子、完成排泄后清洁身体、穿上裤子。	
□分	4分：独立完成，不需要他人协助
	3分：在他人指导或提示下完成
	2分：需要他人协助，但以自身完成为主
	1分：主要依靠他人协助，自身能给予配合
	0分：完全依赖他人协助，且不能给予配合
总计得分：	

表 B.2　基础运动能力评估表

B.2.1　床上体位转移：卧床翻身及坐起躺下	
□分	4分：独立完成，不需要他人协助
	3分：在他人指导或提示下完成
	2分：需要他人协助，但以自身完成为主
	1分：主要依靠他人协助，自身能给予配合
	0分：完全依赖他人协助，且不能给予配合

B.2.2　床椅转移：从坐位到站位，再从站位到坐位的转换过程	
□分	4分：独立完成，不需要他人协助
	3分：在他人指导或提示下完成
	2分：需要他人协助，但以自身完成为主
	1分：主要依靠他人协助，自身能给予配合
	0分：完全依赖他人协助，且不能给予配合

B.2.3　平地行走：双脚交互的方式在地面行动，总是一只脚在前 注：包括他人辅助和使用辅助工具的步行。	
□分	4分：独立平地步行50 m左右，不需要协助，无摔倒风险
	3分：能平地步行50 m左右，存在摔倒风险，需要他人监护或指导，或使用拐杖、助行器等辅助工具
	2分：在步行时需要他人少量扶持协助
	1分：在步行时需要他人大量扶持协助
	0分：完全不能步行

B.2.4　上下楼梯：双脚交替完成楼梯台阶连续的上下移动	
□分	3分：可独立上下楼梯（连续上下10～15个台阶），不需要协助
	2分：在他人指导或提示下完成
	1分：需要他人协助，但以自身完成为主
	0分：主要依赖他人协助，自身能给予配合；或者完全依赖他人协助，且不能给予配合

总计得分：	

B.3 精神状态评估表

表 B.3 规定了精神状态评估的内容。

表 B.3　精神状态评估表

B.3.1	时间定向：知道并确认时间的能力
□分	4分：时间观念（年、月）清楚，日期（或星期几）可相差一天
	3分：时间观念有些下降，年、月、日（或星期几）不能全部分清（相差两天或以上）
	2分：时间观念较差，年、月、日不清楚，可知上半年或下半年或季节
	1分：时间观念很差，年、月、日不清楚，可知上午、下午或白天、夜间
	0分：无时间观念

B.3.2	空间定向：知道并确认空间的能力
□分	4分：能在日常生活范围内单独外出，如在日常居住小区内独自外出购物等
	3分：不能单独外出，但能准确知道自己日常生活所在地的地址信息
	2分：不能单独外出，但知道较多有关自己日常生活的地址信息
	1分：不能单独外出，但知道较少自己居住或生活所在地的地址信息
	0分：不能单独外出，无空间观念

B.3.3	人物定向：知道并确认人物的能力
□分	4分：认识长期共同一起生活的人，能称呼并知道关系
	3分：能认识大部分共同生活居住的人，能称呼或知道关系
	2分：能认识部分日常同住的亲人或照护者等，能称呼或知道关系等
	1分：只认识自己或极少数日常同住的亲人或照护者等
	0分：不认识任何人（包括自己）

B.3.4	记忆：短时、近期和远期记忆能力
□分	4分：总是能保持与社会、年龄所适应的记忆能力，能完整的回忆
	3分：出现轻度的记忆紊乱或回忆不能（不能回忆即时信息，3个词语经过5分钟后仅能回忆0个～1个）
	2分：出现中度的记忆紊乱或回忆不能（不能回忆近期记忆，不记得上一顿饭吃了什么）
	1分：出现重度的记忆紊乱或回忆不能(不能回忆远期记忆,不记得自己老朋友)
	0分：记忆完全紊乱或者完全不能对既往事物进行正确的回忆

B.3.5	理解能力：理解语言信息和非语言信息的能力（可借助平时使用助听设备等），即理解别人的话

续表

□分	4分：能正常理解他人的话
	3分：能理解他人的话，但需要增加时间
	2分：理解有困难，需频繁重复或简化口头表达
	1分：理解有严重困难，需要大量他人帮助
	0分：完全不能理解他人的话

B.3.6 表达能力：表达信息能力，包括口头的和非口头的，即表达自己的想法

□分	4分：能正常表达自己的想法
	3分：能表达自己的需要，但需要增加时间
	2分：表达需要有困难，需频繁重复或简化口头表达
	1分：表达有严重困难，需要大量他人帮助
	0分：完全不能表达需要

B.3.7 攻击行为：身体攻击行为（如打/踢/推/咬抓/摔东西）和语言攻击行为（如骂人、语言威胁、尖叫）
注：长期的行为状态。

□分	1分：未出现
	0分：近一个月内出现过攻击行为

B.3.8 抑郁症状：存在情绪低落、兴趣减退、活力减退等症状，甚至出现妄想、幻觉、自杀念头或自杀行为
注：长期的负性情绪。

□分	1分：未出现
	0分：近一个月内出现过负性情绪

B.3.9 意识水平：机体对自身和周围环境的刺激而做出应答反应的能力程度，包括清醒和持续的觉醒状态
注：处于昏迷状态者，直接评定为重度失能。

□分	2分：神志清醒，对周围环境能做出正确反应
	1分：嗜睡，表现为睡眠状态过度延长。当呼唤或推动老年人的肢体时可唤醒，并能进行正确的交谈或执行指令，停止刺激后又继续入睡；意识模糊，注意力涣散，对外界刺激不能清晰的认识，空间和时间定向力障碍，理解力迟钝，记忆力模糊和不连贯
	0分：昏睡，一般的外界刺激不能使其觉醒，给予较强烈的刺激时可有短时的意识清醒，醒后可简短回答提问，当刺激减弱后又很快进入睡眠状态；或者昏迷；意识丧失，随意运动丧失，对一般刺激全无反应

总计得分：

B.4 感知觉与社会参与评估表

表 B.4 规定了感知觉与社会参与的评估内容。

表 B.4　感知觉与社会参与评估表

B.4.1　视力：感受存在的光线并感受物体的大小形状的能力。在个体的最好矫正视力下进行评估	
□分	2分：视力正常
	1分：能看清楚大字体，但看不清书报上的标准字体；视力有限，看不清报纸大标题，但能辨认物体
	0分：只能看到光，颜色和形状；完全失明
B.4.2　听力：能辨别声音的方位、音调、音量和音质的有关能力（可借助平时使用助听设备等）	
□分	2分：听力正常
	1分：在轻声说话或说话距离超过2米时听不清；正常交流有些困难，需在安静的环境或大声说话才能听到
	0分：讲话者大声说话或说话很慢，才能部分听见；完全失聪
B.4.3　执行日常事务：计划、安排并完成日常事务，包括但不限于洗衣服，小金额购物，服药管理	
□分	4分：能完全独立计划，安排和完成日常事务，无需协助
	3分：在计划、安排和完成日常事务时需要他人监护或指导
	2分：在计划、安排和完成日常事务时需要少量协助
	1分：在计划、安排和完成日常事务时需要大量协助
	0分：完全依赖他人进行日常事务
B.4.4　使用交通工具外出	
□分	3分：能自己骑车或搭乘公共交通工具外出
	2分：能自己搭乘出租车，但不会搭乘其他公共交通工具外出
	1分：当有人协助或陪伴，可搭乘公共交通工具外出
	0分：只能在他人协助下搭乘出租车或大家车外出；完全不能出门，或者外出完全需要协助
B.4.5　社会交往能力	
□分	4分：参与社会，在社会环境有一定的适应能力，待人接物恰当
	3分：能适应单纯环境，主动接触他人，初见面时难让人发现智力问题，不能理解隐喻语
	2分：脱离社会，可被动接触，不会主动待他人，谈话中很多不适词句，容易上当受骗
	1分：勉强可与他人接触，谈吐内容不清楚，表情不恰当
	0分：不能与人交往
总计得分：	

B.5 老年人能力总得分

根据表 B.1 至表 B.4 的评估得分情况，计算老年人能力总得分，填写表 B.5。

表 B.5　老年人能力总得分

老年人能力总得分：

附录 C（规范性）

老年人能力评估报告

C.1 一级指标分级	C.1.1 自理能力得分：	C.1.2 基础运动能力得分：
	C.1.3 精神状态得分：	C.1.4 感知觉与社会参与得分：
C.2 初步等级得分		
C.3 老年人能力初步等级	□能力完好 □能力轻度受损（轻度失能） □能力中度受损（中度失能） □能力重度受损（重度失能） □能力完全丧失（完全失能）	
C.4 能力等级变更依据	依据附录 A 中表 A.5 的 A.5.11 "昏迷"、表 A.4 的 A.4.1 "疾病诊断"和表 A.2 的 A.2.14 "30 天内照护风险事件"确定是否存在以下导致能力等级变更的项目： □处于昏迷状态者，直接评定为能力完全丧失（完全失能） □确诊为痴呆（F00～F03）、精神科专科医生诊断的其他精神和行为障碍疾病（F04～F99），在原有能力级别上提高一个等级 □近 30 天内发生过 2 次及以上照护风险事件（如跌倒、噎食、自杀、自伤、走失等），在原有能力级别上提高一个等级	
C.5 老年人能力最终等级	综合 C.3 "老年人能力初步等级"和 C.4 "能力等级变更依据"的结果，判定老年人能力最终等级： □能力完好 □能力轻度受损（轻度失能） □能力中度受损（中度失能） □能力重度受损（重度失能） □能力完全丧失（完全失能）	

评估地点＿＿＿＿＿＿＿＿

评估人员签名＿＿＿＿＿、＿＿＿＿＿　　　　　　　　　日期＿＿＿＿年＿＿＿月＿＿＿日

信息提供者签名＿＿＿＿＿　　　　　　　　　　　　　日期＿＿＿＿年＿＿＿月＿＿＿日

附录 2　老年综合评估主要的评估方法及判定标准

序号	评估项目	评估目的	评估方法	判定标准
1	躯体功能评估	是否失能	Barthel 指数（生活自理能力评估量表）	100 分：自理能力好 75～95 分：轻度功能障碍 50～70 分：中度功能障碍 25～45 分：严重功能障碍 0～20 分：极严重功能障碍
			工具性日常生活活动量表（IADL）	8 分：能力完好 6～7 分：轻度受损 3～5 分：中度受损 ≤2 分：重度受损
		是否有视力障碍	老年人视力评估方法	＜3 分：视力下降或障碍
			视功能评估方法	≤2 分：视觉功能较差
		是否有听力障碍	老年人听力评估方法	≤3 分：听力下降或障碍
		是否有吞咽障碍	洼田饮水试验	1 级：正常 2～5 级：异常
		是否有平衡障碍	Tinetti 平衡与步态评估	评分越低，功能越差
2	精神心理评估	是否失智（痴呆）	简易认知评估工具（Mini-Cog）	2～3 分：无失智 1 分：可疑失智 0 分：失智
			简易精神状态检查量表（MMSE）	文盲组≤17 分：失智 小学组≤20 分：失智 中学以上组≤24 分：失智
		是否有抑郁	老年抑郁评估量表简表（GDS-5）	≤1 分：正常 ≥2 分：可疑有抑郁情形
		是否有攻击行为	攻击行为简易评估方法	4 分：正常 ≤3 分：有攻击行为
3	社会经济状况评估	交流沟通能力	交流沟通能力简易评估法	≤2 分：有交流沟通障碍
		人物定向	人物定向简易评估法	≤3 分：有人物定向障碍
		社会参与能力	社会参与能力简易评估法	≤2 分：社会参与不良

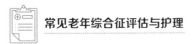
续表

序号	评估项目	评估目的	评估方法	判定标准
3	社会经济状况评估	社会支持	社会支持评定简表	≥6分：满意支持 3～5分：一般支持 ≤2分：较少支持
		经济状况评估	自给能力评估	4分：完全自给 3分：基本自给 2分：部分自给 0～1分：不能自给
4	环境评估	居家安全	居家安全评估简表	5～6分：安全或基本安全 ≤4分：欠安全或不安全
5	生活质量评估	生活质量评估	健康调查量表12（SF-12）	—
			健康调查量表36（SF-36）、世界卫生组织生活质量测定量表100（WHO-QOL-100）	—

附录 3　常见老年综合征评估内容及建议使用方法

评估内容	建议使用的评估方法
跌倒	老年人跌倒风险评估量表（FRASE）、摩尔斯跌倒风险评估量表（MFS）
痴呆	简易精神状态检查量表（MMSE）、简易认知评估工具（Mini-Cog）、蒙特利尔认知评估量表（MoCA）、神经精神症状问卷（NPI）、总体衰退量表（GDS）、临床痴呆评定量表（CDR）、Hachinski 缺血指数量表（HIS）
尿失禁	国际尿失禁咨询委员会尿失禁问卷表（ICI-Q-LF）、国际尿失禁咨询委员会尿失禁问卷表简表（ICI-Q-SF）
便秘	Wexner 便秘评分量表、便秘患者生活质量量表（PAC-QOL）
谵妄	意识模糊评估法（CAM）
抑郁	老年抑郁评估量表（GDS-15 或 GDS-30）、老年抑郁评估量表简表（GDS-5）
焦虑	焦虑自评量表（SAS）
衰弱	Fried 衰弱评估法、衰弱指数（FI）、FRAIL 量表、简易体能状况量表（SPPB）
肌少症	双能 X 线吸光仪法（DXA）、生物电阻抗分析法（BIA）、步速、握力
慢性疼痛	视觉模拟评分法（VAS）、数字评定量表（NRS）
晕厥或头晕	重点进行病因的评估
共病	老年累计疾病评估量表（CIRS-G）
多重用药	老年人潜在不适当用药 Beers 标准、中国老年人潜在不适当用药目录
帕金森综合征	国际帕金森病与运动障碍学会（MDS）赞助的新版帕金森病综合评分量表（UDPRS）
睡眠障碍	匹兹堡睡眠质量指数量表（PSQI）、阿森斯失眠量表（AIS）
营养不良	营养风险筛查 2002（NRS 2002）、老年人营养不良风险评估表（MNA）、微型营养评定简表（MNA-SF）
压力性损伤	Braden 压疮危险因素评估量表
深静脉血栓	下肢深静脉血栓形成风险评估表、Wells 量表
肺栓塞	Wells 量表、Geneva 量表
临终关怀评估	姑息功能评价量表（PPS）、姑息预后评分（PaP）、姑息预后指数（PPI）

附录 4　进食训练

一、评估与观察要点

（一）了解患病情况及合作程度。

（二）评估意识状态、吞咽能力、饮食状况、就餐环境及老年患者情绪。

（三）评估肢体活动能力、管路位置及固定情况。

二、康复护理要点

（一）可参照评估量表评估吞咽功能（详见附录 9 "洼田饮水试验"）。

（二）协助取合适体位。

1. 取坐位，抬头、坐直，桌面尽量靠近身体不留空隙。

2. 取半卧位，头、背部给予支撑，床上餐桌尽量靠近身体。

3. 取右侧卧位，在头、肩下垫枕，背后给予支撑。

（三）在颌下铺餐巾。

（四）给予合适温度的饭菜。

（五）进食过程中观察有无呛咳、误吸。

（六）进食后做口腔清洁。

（七）吞咽障碍者。

1. 根据容积 - 黏度测试结果，判断经口进食的食物形态和一口量。

2. 站在老年患者健侧方进行训练。

3. 将食物放入健侧舌后部或颊部。

4. 嘱其下颌贴近胸骨，低头吞咽。

5. 嘱其左右转头进行吞咽，清除梨状窝残留，必要时饮少量水。

6. 每次吞咽后，嘱其再做空吞咽，减少食物残留。

7. 进食后观察口腔内是否有残留食物。

8. 进食速度要慢，喂完一口再喂第二口，避免重叠入口。

9. 一口摄入量 3 ～ 4 ml，酌情增加，一般不超过 20 ml。

10. 进食训练时间以 30 ～ 40 分钟为宜，予以充分的休息时间。

11. 进食量从 50 ～ 80 ml 开始，逐步增加进食量，一般以 200 ～ 300 ml 为宜。

（八）视觉障碍者。

1. 佩戴合适的眼镜。

2. 以时钟方位（3 点、6 点、9 点、12 点）摆放食物。

3. 从斜后方用手协助其触摸餐具，选取食物。

（九）认知障碍者。

1. 准备饭菜混合式食物。

2. 把食物分成小份，控制进食总量。

3. 提供易持握的餐具进食。

三、指导要点

（一）告知进食速度不宜过快，避免两次食物重叠入口。

（二）鼓励自行进食，必要时喂食。

（三）教会选择食物及进食的方法。

四、注意事项

（一）进食后 30 分钟内不宜平卧，禁忌吸痰、翻身扣背等操作。

（二）食物的温度适宜，防止烫伤。

（三）注意义齿的清洁维护。

（四）认知障碍者进食宜同一时间、同一地点、使用同一种餐具。

（五）选择在舒适的环境及愉快的情绪下进食，有利于消化。

附录 5　膈下腹部冲击法

一、评估与观察要点

（一）评估意识状态。

（二）判定梗阻程度。

二、操作要点

（一）意识清醒者。

1. 协助取立位或坐位，头部略低，嘴张开，以便异物吐出。

2. 施救者站在老年患者身后，双臂环抱腰部。

3. 一手握拳，拳头的拇指侧顶在上腹部（肚脐上方两横指）；另一手握住握拳的手。

4. 迅速向内上方连续冲击。

（二）意识清醒且肥胖者。

1. 协助取立位或坐位，头部略低，嘴张开，以便异物吐出。

2. 施救者站在老年患者身后，两臂从腋窝伸出抱住前胸。

3. 一只手握拳放在胸骨中央，手掌侧对着胸骨侧；另一只手包住握拳的手。

4. 向后猛烈挤压胸部。

（三）意识不清者。

1. 协助就地平躺仰卧，头转向一侧并后仰，充分开放气道。

2. 施救者骑跨于老年患者的髋部，或跪于老年患者一侧。

3. 一手掌跟置于老年患者腹部，位于脐和剑突之间；另一手置于其上。

4. 迅速有力向内上方冲击。

（四）冲击重复 5～6 次，每次冲击动作应分开和独立。

三、指导要点

（一）告知居家老年患者及照护者，将食物切成细块，便于咀嚼。

（二）告知居家老年患者，口中含有食物时避免讲话、大笑或活动。

四、注意事项

（一）如呼吸道部分梗阻，气体交换良好，鼓励用力咳嗽。

（二）在使用本法后检查老年患者有无并发症的发生。

附录6　噎食的识别及应急处理

一、噎食的识别

进食中突然不能说话，出现窒息的痛苦表情、呼吸不畅、手握住喉咙、剧烈咳嗽、咳嗽间歇有哮鸣音；或突然猝倒，出现意识不清、烦躁不安等表现，提示出现噎食。

二、噎食的应急处理

（一）立即呼叫其他医护人员。

（二）用手指清除口咽部食物。

（三）用坚硬不易折断的物品（如汤匙）刺激咽喉部引吐。

（四）置老年患者于直立位或半坐位，头低45°，拍击胸背部，促其吐出食物。

（五）前述措施无效时立即行海姆立克急救法。

1. 对于意识清醒者。

（1）嘱老年患者头部略低、嘴张开。

（2）站在老年患者身后，双臂围绕患者腰部。

（3）一手握拳，将拳头的拇指侧顶在老年患者的上腹部（肚脐上方两横指），另一手握住握拳的手，向上向后迅速、猛烈挤压上腹部，压后随即放松，重复5～6次。

2. 对于意识不清者。

（1）置老年患者平躺在地板上，仰卧，头转向一侧并后仰，充分开放气道。

（2）骑跨于老年患者的髋部或跪于患者一侧。

（3）一手掌跟置于老年患者脐和剑突之间，另一手置于其上，迅速有力向内上方冲击5～6次。

附录 7　肠内营养耐受性评分

肠内营养耐受性评分表

项目	0分	1分	2分	5分
腹痛/ 腹胀	无	轻度	感觉明显，会自行缓解或腹内压 15～20 mmHg	严重腹胀/腹痛感，无法自行缓解或腹内压＞20 mmHg
恶心/ 呕吐	无	有轻微恶心，无呕吐	恶心呕吐，但不需要胃肠减压或胃残余量＞250 ml	呕吐，需要胃肠减压或胃残余量＞500 ml
腹泻	无	稀便3～5次/天，量＜500 ml	稀便＞5次/天，且量为500～1500 ml	稀便5次/天，且量＞1500 ml

注：0～2分：继续肠内营养，维持原速度，对症治疗；3～4分：继续肠内营养，减慢速度，2小时后重新评估；≥5分：暂停肠内营养，重新评估或更换输入途径。

附录 8　盆底肌训练

一、盆底肌训练方法

（一）排空膀胱，着宽松服装。

（二）身体放松，采用坐位、仰卧位或站立位等舒适体位。

1. 坐位时，坐在椅子上，两脚展开与肩同宽，伸展背部，扬起面部，放松肩部，腹部放松。

2. 仰卧位时，两膝轻微立起，两肩展开，腹部放松。

3. 站立位时，手、脚与肩同宽展开，倚靠在桌子上，将体重放在手腕上，伸展背部，扬起面部，肩、腹部放松。

（三）收缩骨盆底肌肉 5 秒（即让患者做收缩肛门、同时收缩尿道的动作），开始可只收缩 2 ～ 3 秒，逐渐延长时间至 10 秒。

（四）放松盆底肌肉 10 秒（放松肛门、尿道），休息 10 秒，即完成 1 次盆底肌训练。

（五）连续做 15 ～ 30 分钟，每天重复 3 组或每天做 150 ～ 200 次。

二、盆底肌肉收缩评价表

分数	收缩情况
0	完全不收缩
1	略微收缩
2	虽然很弱，但是可以收缩
3	可以收缩，盆底肌可抬起
4	收缩良好，加外部阻力后仍可收缩
5	强烈收缩

附录 9　洼田饮水试验

洼田饮水试验评分标准

级别	评定标准
Ⅰ 级	坐位，5 秒之内能不被呛到地一次饮下 30 ml 温水
Ⅱ 级	分 2 次咽下，能不被呛到地饮下
Ⅲ 级	能一次饮下，但有呛咳
Ⅳ 级	分 2 次以上饮下，但有呛咳
Ⅴ 级	屡屡呛咳，难以全部咽下

评分标准：
Ⅰ级：正常；5 秒以上或Ⅱ级：可疑吞咽功能异常；Ⅲ、Ⅳ、Ⅴ级：吞咽功能异常

附录 10　平衡训练

一、评估与观察要点

（一）了解患病情况及合作程度。

（二）评估意识状态、肌力、肌张力及平衡情况。

（三）评估管路位置及固定情况。

二、康复护理要点

（一）协助坐位平衡。

1.取坐位。

2.双手支撑床面，重心向一侧转移，保持片刻，再将重心转向另一侧，两侧交替练习。

3.双手不支撑床面，身体重心偏向一侧，保持片刻，再将重心转向另一侧，两侧交替练习。

4.身体重心向前移动，回到中立位，再向后移动，回到中立位，前后交替练习。

（二）协助站立位平衡。

1.取站立位，双足分开与肩同宽。

2.身体重心向左、向右移动，再向前、向后移动，分别回到中立位。

3.一侧下肢负重，另一侧下肢分别向前、向后迈步，分别回到中立位。

4.向前迈一步去抓球或从地上拾起物体。

5.伸手去接从不同方向抛来的球。

6.迈步跨过障碍物。

三、指导要点

（一）告知平衡训练目的、方法及注意事项。

（二）告知平衡训练应从静态平衡逐步过渡到动态平衡。

四、注意事项

（一）做好安全防护，训练时要有一人在旁守护，以防跌倒。

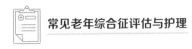
（二）训练中外力不应过强。

（三）应循序渐进，与肌力练习同步进行。

（四）发现不适及时停止。

附录 11　步行训练

一、评估与观察要点

（一）了解患病情况及合作程度。

（二）评估意识状态、生命体征、肢体活动及平衡功能情况。

（三）评估管路位置及固定情况。

二、康复护理要点

（一）协助偏瘫者步行训练。

1. 站在其患侧的侧后方给予保护。

2. 躯干伸直，重心移至健腿，患侧膝关节轻度屈曲，向前迈步。

3. 扶住其骨盆，协助其患侧骨盆向前下方运动。

4. 健侧迈步时，一手固定其患侧膝前部，另一手固定其患侧骨盆。

5. 健侧迈步与患侧平齐，患侧负重提高后，健侧迈步可超过患侧水平。

（二）协助截瘫者步行训练。

1. 嘱其双拐同时向前方伸出，身体重心前移。

2. 上肢支撑双拐使双足离地，向前摆动并使双足着地。

3. 以上动作重复训练。

（三）协助关节置换者步行训练。

1. 取站立位，助行器放在前方。

2. 嘱其向前移动助行器，健侧负重，迈患侧，助行器辅助负重下，迈健侧，两侧下肢交替步行。

3. 向一侧转身时，嘱其同侧下肢向外迈一步，移动助行器，另一侧下肢跟上。

（四）协助帕金森病者步行训练。

1. 嘱其抬头挺胸，双目向前看，开始迈步。

2. 嘱其足尖尽量抬高，足跟先着地，另一侧肢体跟上。

3. 协助按照线路标记物控制步长，根据指令控制步速。

4. 借助镜子进行原地抬腿踏步和双上臂摆臂训练。

三、指导要点

（一）告知步行训练的目的、方法及注意事项。

（二）指导助行器和拐杖等辅助用具的使用方法。

（三）指导关节置换者训练后缓解疼痛的方法。

四、注意事项

（一）偏瘫者能自行站立平衡、患侧肢体负重 70% 以上及能完成踝背屈动作时，可进行步行训练。

（二）截瘫者上肢有足够的支撑力和控制力时可进行步行训练。

（三）膝关节置换患者步行训练时，禁止膝关节完全负重下屈曲或完全伸直。

（四）发现不适及时停止操作。

参考文献

[1] 化前珍，胡秀英.老年护理学［M].4 版.北京：人民卫生出版社，2017.

[2] 陈峥.老年综合征管理指南［M].北京：中国协和医科大学出版社，2010.

[3] 黄华兰.老年护理学［M].北京：中国协和医科大学出版社，2016.

[4] 刘厚莲.世界和中国人口老龄化发展态势［J].老龄科学研究，2021，9（12）：1-16.

[5] 杨一帆，张雪永，陈杰，等.中国大中城市健康老龄化指数报告（2019～2020）（选摘）[J].质量与认证，2020（11）：32-39.

[6] 张超南，覃芹丹，薛阳阳，等.不同年龄和性别人群老年综合征的现状调查[J].中华老年医学杂志，2017，36（2）：209-213.

[7] 曾颖平.老年综合征患者的评估以及中医证候分布特点[D].北京：北京中医药大学，2018.

[8] MCRAE P J, PEEL N M, WALKER P J, et al. Geriatric syndromes in individuals admitted to vascular and urology surgical units[J].Journal of the American Geriatrics Society, 2014, 62（6）: 1105-1109.

[9] CARMEN D L, ANA M, LAURA L L, et al. Social factors and quality of life aspects on frailty syndrome in community-dwelling older adults: The VERISAÚDE study[J]. BMC Geriatrics, 2018, 18（66）: 1-9.

[10] 杨雪，郭菊红，陈茜.中西部社区老年人老年综合征发生情况及相关因素分析[J].护理管理杂志，2018，18（9）：618-621.

[11] TKACHEVA O N, RUNIKHINA N K, OSTAPENKO V S, et al. Prevalence of geriatric syndromes among people aged 65 years and older at four community clinics in moscow[J].Clin Interv Aging, 2018（13）: 251-259.

[12] 邢颖，郑静，陈晨，等.332 名南京市城乡结合部老年人 6 种常见老年综合征现状及其与生存质量的典型相关分析[J].护理学报，2019，26（9）：52-56.

[13] 王凌颖，刘祚燕，胡秀英.住院病人老年综合征共患情况调查[J].护理研究，2019，33（2）：251-255.

[14] 白玉蓉，王佳楠，白洁，等.住院高龄老年患者的老年综合征特点分析[J].中华保健医学杂志，2017，19（4）：343-344.

[15] 张孟喜，何桂香，李艳群.老年护理学：老年综合征的评估与照护［M］.长沙：中南大学出版社，2020.

[16] 医疗服务机构老年综合评估基本标准与服务规范（试行）[J].中国老年保健医学，2018，16（3）：3-10.

[17] 琚慧，唐玲.老年综合征研究进展[J].护理研究，2020，34（12）：2160-2165.

[18] FULMER T. How to try this. Fulmer SPICES:A framework of six"marker conditions"can help focus assessment of hospitalized older patients [J]. American Journal of Nursing，2007，107（10）：40-49.

[19] 王丽芹，张俊红，谢金凤.老年专科护士临床实用手册［M］.北京：科学出版社，2019.

[20] 中华医学会老年医学分会，《中华老年医学杂志》编辑委员会.老年人衰弱预防中国专家共识（2022）[J].中华老年医学杂志，2022，41（5）：503-511.

[21] 中华医学会老年医学分会.老年患者衰弱评估与干预中国专家共识[J].中华老年医学杂志，2017，36（3）：251-256.

[22] 杨莘，程云.老年专科护理[M].北京：人民卫生出版社，2019.

[23] 中国痴呆与认知障碍指南写作组，中国医师协会神经内科医师分会认知障碍疾病专业委员会.2018 中国痴呆与认知障碍诊治指南（一）：痴呆及其分类诊断标准[J].中华医学杂志，2018，98（13）：965-970.

[24] 么莉，吴欣娟.《静脉治疗护理技术操作规范》及《分级护理》应用指

南[M].北京：人民卫生出版社，2017.

[25] 宋岳涛.老年综合评估［M］.2版.北京：中国协和医科大学出版社，
2019.

[26] 于普林.老年医学［M］.2版.北京：人民卫生出版社，2017.

[27] 范利，王陇德，冷晓.中国老年医疗照护：基础篇［M］.北京：人民卫
生出版社，2017.

[28] MARTIN A，ORTEGA O，CLAVE P. Oropharyngeal dysphagia，a new
geriatric syndrome[J]. Rev Esp Geriatr Gerontol ，2018，53（1）：3-5.

[29] 中华医学会妇产科学分会妇科盆底学组.女性压力性尿失禁诊断和治疗
指南（2017）[J].中华妇产科杂志，2017，52（5）：289-293.

[30] 褚万立，郝岱峰.美国国家压疮咨询委员会2016年压力性损伤的定义
和分期解读[J].中华损伤与修复杂志（电子版），2018，13（1）：
64-68.

[31] 张明园，何燕玲.精神科评定量表手册[J].长沙：湖南科学技术出版社，
2015.

[32] 陆惠华.老年病的特点与对策[J].中国老年保健医学，2004,2（4）：3-7.